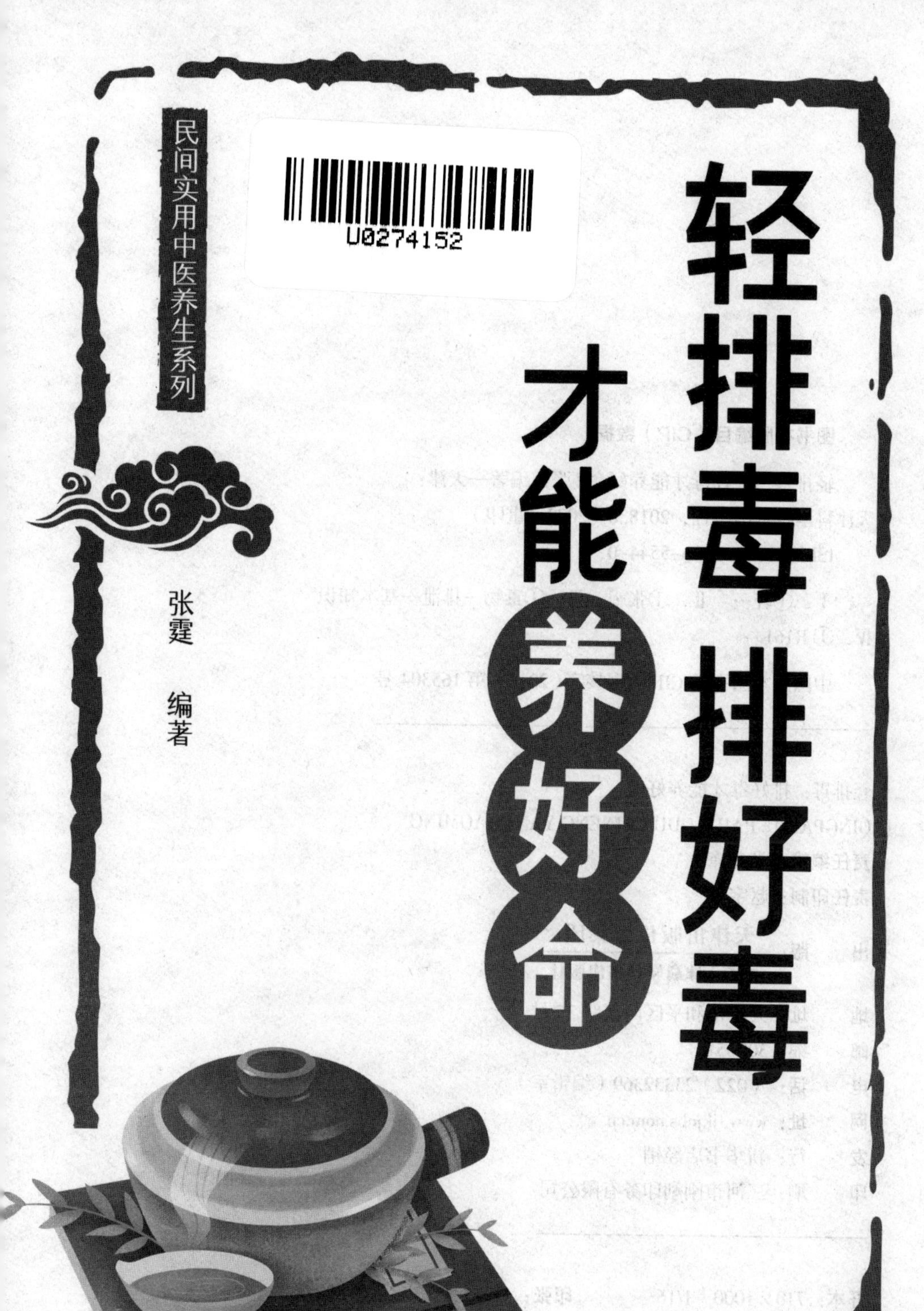

民间实用中医养生系列

轻排毒 排好毒 才能养好命

张霆 编著

天津出版传媒集团

天津科学技术出版社

图书在版编目（CIP）数据

轻排毒：排好毒才能养好命 / 张霆编著—天津：天津科学技术出版社，2018. 8（2022.6 重印）

ISBN 978-7-5576-5544-0

Ⅰ. ①轻… Ⅱ. ①张… Ⅲ. ①毒物—排泄—基本知识 Ⅳ. ① R161

中国版本图书馆 CIP 数据核字（2018）第 165304 号

轻排毒：排好毒才能养好命
QINGPAIDU: PAIHAODU CAINENG YANGHAOMING

责任编辑：张建锋
责任印制：赵宇伦

出　　版：天津出版传媒集团 / 天津科学技术出版社
地　　址：天津市和平区西康路 35 号
邮　　编：300051
电　　话：（022）23332369（编辑室）
网　　址：www.tjkjcbs.com.cn
发　　行：新华书店经销
印　　刷：三河市刚利印务有限公司

开本：710 × 1000　1/16　　印张：16　　字数：200 000

2022 年 6 月第 1 版第 2 次印刷

定价：42.80 元

前言

PREFACE

也许很多人还不知道，我们生活的环境中充满了各种各样的有毒物质，我们每天不得不接触的空气、水、食物中，都含有大量毒素；我们身体进行新陈代谢时也会产生大量有毒废物；再加上现代生活方式所造成的饮食不规律、运动量少以及喝酒抽烟、环境污染等因素，使得越来越多的毒素进入了我们的身体。这样日积月累，必然引起身体的种种中毒症状，如口舌生疮、心力不济、胸闷气短、肠胃不适等。

排毒，迫在眉睫地成了大众养生的重要部分。商家们也发现了这个契机，不失时机地推出琳琅满目的排毒产品，比如排毒养颜胶囊、排毒瘦身减肥茶等。恍然之间，排毒在小众朋友圈里俨然已成为一种时尚，不管是谁便秘了，还是脸上长痘痘了，又或是肉肉不断积累……总会有人说：“你体内毒素太多了，需要排毒了！”可是，别看他们说起来头头是道，但问他们究竟排的是什么毒、该如何安全有效地排毒？恐怕没有几人能说得清楚。

说到这里，肯定有人要问了：“既然你知道得这么清楚，那么说说吧，市面上那些林林总总的排毒产品，我们该怎样选择才是正确的？”

其实，最健康、最行之有效的排毒方法是自然疗法。

我们这本书，就是要帮助你回归到自然排毒状态，每天科学地、有规律地吃吃喝喝、走走动动，就能够在正常生活中不知不觉地达到排除体内毒素、焕发青春活力的目的！你的身心都能够进入焕然一新的境界。这就是《轻排毒：排好毒才能养好命》这本书的根本力量。

本书是依据几千年传承而来的养生学精粹和最新科学理论结合而成，知识经典，方法安全，效果试过的都知道。不用怀疑，这里一定有适合你的排毒方法。

那么，你准备好了吗？下面我们就进入正文了。快去寻找适合你的排毒方法吧。

目 录

CONTENTS

Chapter 1 你的身体，“中毒”不轻

Chapter 2　天然排毒，还你一身轻松

Chapter 1
你的身体，“中毒”不轻

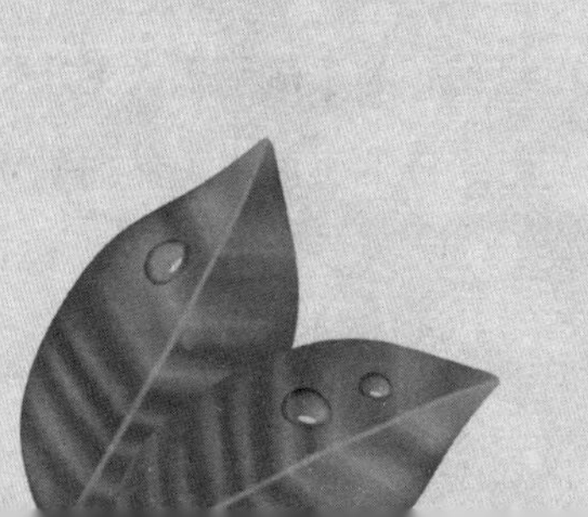

01 “毒”在哪儿

人体积存着哪些毒素?

国外曾经有数次公开调查，对数千人的血液和尿液进行化验，调查结果显示，被调查者的体内平均携带了700多种合成的化学物质，这些化学物质大多由空气、水和食品中吸收，而身体内部肝脏携带的有毒物质最多，多达几百种，因为肝脏是人体中最重要的解毒器官。

虽然有毒物质无色无形，肉眼无法看到，但是人的身体就像是海绵一样吸收着这些有毒物质。从人们一睁眼醒来到闭眼睡下，每天都在被人体毒素包围着。厨房中，准备一碗荞麦早餐，其中包含了十几种食品添加剂；汉堡中的牛肉来自巨型的养牛场，每天吃的是生成激素、抗生素和镇静剂；睡觉用的床垫，在进入市场之前已经涂抹了阻燃的化学物质，释放出微量的甲醛气体；干洗的衣服中含有三氯乙烯和正己烷的气体或残留物；药店里的处方药里也是化学物质的混合物……在生活中，人最容易接触到的化学物多达10万种。

20世纪，为了赋予人类更好更便捷的生活，成千上万的人造化合物被引进人们的日常生活中。然而到了21世纪，生活的方方面面都存在着化

学物质，甚至在某些食品中，天然的维生素和抗氧化物质都消失匿迹，取而代之的则是形形色色的化学物质。

品类繁多的化学物质中，大多数都属于有毒的物质，也就是累积在人体内的毒素。毒素是一种干预人体正常的生理活动并且破坏身体器官功能的物质，只要与外界有接触，比如摄取食物之后，人体经过消化吸收，继而会产生废物，废物也就是所谓的毒素之一。

关于毒素，中医和西医的定义并不相同。西医的释义十分抽象，也就是前文提到的一种进入人体后发生化学反应，继而产生的干预人体正常的生理活动并且破坏身体器官功能的物质，而中医的“毒素”的范围相对来说更广泛，所有包括新陈代谢产生的、对人体健康不利的物质，包括脂肪、蛋白质的代谢物以及各种经过口、鼻和皮肤进入人体的有毒有害物质。

人体毒素，也就是体内的有害物质，根据产生方式、性质的不同，可分成不同的类别。

(1) 根据产生方式，人体的毒素可以分为外毒和内毒。

外毒指的是由外在环境的污染而侵入人体的有害物质，比如空气污染中的汽车尾气、工业废气和尘埃等，水污染中的生活污水和工业废水等，食品污染中的农药成分、化肥以及食品的加工成分等，药品的毒副作用等，还有细菌和病毒，通过不同的途径进入人体，成了内在的毒素，毒害人体的健康。

内毒是指葡萄糖、蛋白质和脂肪等在代谢的过程中产生的废物不断在体内堆积而产生的毒素，代谢的废物主要有宿便、自由基、胆固醇、脂肪、尿酸、乳酸和废气等，还有体内多余的坏死细胞、癌细胞等。

宿便中所含的毒素是万病之源，粪便产生后，如果在 12 ~ 24 小时内没有离开人体，就会在肠道里腐烂变质，成为细菌和病毒的滋生地。宿便在体内停留的时间过长，其中的毒素可能会被肠道重新吸收，危害人体的健康。

自由基是对人体造成最大危害的内毒。自由基是人体氧化反应的自然产物，会不断产生，在人体的衰老过程和药理的毒理作用中起着非常重要的作用，同时还会损害人体内的蛋白质和DNA等，导致细胞死亡或发生癌变。

尿酸主要是由肾脏排出体外，如排尿不通畅，就会使其沉积在人体的软组织或者关节中，引起关节的红肿和变形。

(2) 根据毒素的性质，人体毒素可分为水毒、脂毒、瘀毒、痰毒、气毒、火毒等，同一种人群可能同时被好几种毒素同时侵扰。

水毒在老年人之中最为普遍也最为严重，尤其是40岁以上的人，早起后发现眼皮和脚踝浮肿，表示水毒已入侵身体，常见的症状有小便减少、小便颜色深，排便不规律等。

脂毒在青少年时期和中年时期最为普遍，吃得过于油腻，肝细胞就会被脂肪包围，肝脏因此不能正常工作，主要症状有肥胖等。

瘀毒一般隐藏在人的血液里，尤其是40岁之后的人群，血管内开始有瘀积，高血压、糖尿病、冠心病等慢性疾病的产生与瘀毒在体内堆积有关。血管中的血液积滞，阻碍正常的血液循环，都会形成瘀毒，一旦形成瘀毒，血液流通会失去正常的生理功能，会对人体产生毒害。

痰毒与饮食不当或者肺功能障碍有关，主要表现为痰多，一天到晚痰总是咳不完。

气毒主要产生在肺部，主要的表现是口臭和排出的大便有异味。

(3) 根据来源的不同，人体毒素可分为食毒、寒毒、热毒、湿毒和药毒等。

食毒指的是食积之毒，也就是食物的消化、吸收以及输送都是由脾胃共同完成的，如果脾胃出现功能失调，食物不容易被人体组织消化吸收，则容易在体内产生毒素，进一步损伤脾胃，导致食欲不振、胸闷、大便不畅、痤疮等不良症状。

寒毒的来源比较广泛，各种因素导致身体内部阴盛阳虚，产生寒毒，人体的血液产生凝滞，严重的会引起瘀血阻滞和血管梗死等恶性疾病。

热毒与寒毒正好相反，各种因素导致身体内部阴虚阳盛，产生热毒，会引起肝火旺、烧心等症状，导致比如口臭、咽喉疼痛、面部油垢、痤疮、流鼻血、汗多、大便干燥、大便出血等疾病。

湿毒是由身体的水代谢发生障碍而形成，从而对人体产生有害的湿毒，阻碍血液的流通。

药毒是由于食用药物不当或者服用药物过量而造成的，没有达到治疗效果，反而形成了具有危害性的毒素，给肝脏带来相当大的压力。

人体毒素究竟从何而来?

人不可避免地与外界接触，在接触的过程中，毒素就产生了；人也不可避免地要摄取食物，在摄取的过程中，毒素也产生了……在日常生活的方方面面，体内毒素都会产生。人体毒素从何而来？来源一般而言有 3 种渠道。

1. 从父母遗传的体质

先天体质几乎是每对父母给予的无法更改的毒素来源。当一颗卵子和一粒精子相遇后，结合成为胚体，来自于精子和卵子的遗传基因形成了个人的先天体质，在中医学里有一个著名的阴阳五行学说，也就是人的体质自出生后可分为阴虚型、阳虚型、气滞血瘀型、痰湿型和气血两虚型等。阴虚型、阳虚型、气血两虚型体质容易产生湿毒。

2. 从日常饮食中摄取的毒素

饮食是维持生命的必要手段，从饮食中摄取的营养经过消化吸收会代谢成残渣，残渣大部分会通过小便、大便以及皮肤汗液排泄等方式排出体外，一小部分会残留在大肠内部，当这些残渣毒素积少成多，久而久之会形成硬体污垢，也就是所谓的“宿便”，宿便表现为粪便变硬结痂，降低了大肠和结肠的排便蠕动的功能，大肠就成为毒素收集站，毒素开始堆积在肠壁上，并且开始变硬、发臭，而且肠壁会重新吸收宿便中的毒素，吸收进血液中，输送到全身，从而导致口臭、便秘、胀气、腹痛、痔疮等症状。

部分人在进食后，很容易放屁，而且放的屁又响又臭，特别是一些爱肉的人群，当食用过多的肉，大便又不是特别通畅的时候，人容易放屁，而且又响又臭，因为肉类会被分解出对人体无益的二氧化硫等代谢物，当代谢物无法随着粪便排出体外的时候，就会随着屁离开人体。

人在进食后，食物被摄取进入体内，消化分解出来的有用物质会被身体吸收，没用的物质或者有毒的物质会形成大小便，排出体外。如果大小便无法及时地排出体外，则对身体都是有害的。

除了食物中的物质会转化出毒素，有些食物本身就具有毒素，例如以下几种。

(1) 烧焦的食物，比如烧烤过的食物，或者产生焦味，局部发黑呈炭状的食物。

(2) 高温烹调过的某些食物。

(3) 变质食物或者未煮熟的食物。

(4) 已发芽的食物，特别是已经发芽的马铃薯和花生等。

(5) 加入食品添加剂、色素，如含有防腐剂、糖精等化学物质的食品。

(6) 漂白过的食品，比如开心果、银耳等。

(7) 不干净的发酵食物，比如臭豆腐。

(8) 回锅油煎炸的食物，比如油条、炸鸡等。

3. 在日常环境中摄入的毒素

生活环境和生活习惯对一个人的健康影响也很大。人是生活在自然环境中的，由于现今环境污染日趋加重，人体内的污染也随之加重。自然环境中，空气和水的污染，细菌、病毒、化学农药的使用、重金属污染、洗洁用品的滥用等人为造成的环境污染，都会加速积聚人体的毒素。

人体毒素都藏在什么地方?

从医学看，人体内有很多毒素，凡是不能及时排出体外，并对身体和精神会产生不良作用的物质都可以被称为“人体毒素”，这些毒素可以分为外毒和内毒。外毒是受到外界环境的污染而造成的，最后会通过不同的方式进入人体，转化为聚集在体内的毒素。而内毒就在人体内产生，当人体毒素无法排出体外，就会在体内堆积，毒害人的健康。

虽然毒素无形无色，潜藏很深，但是依旧会在身体的各个部位留下蛛丝马迹，我们要找出人体毒素的藏身之处，尽快把毒素赶出身体，保证身体的健康。

1. 肝脏

肝脏是身体内以代谢功能为主的最大的器官，是尿素合成的主要器官，同时是人体消化系统中最大的消化腺，在身体里起着氧化、储藏肝糖，分泌性蛋白质的合成等作用。

随着年龄的增长，肝脏的功能会衰退，致使毒素在肝脏内堆积，当肝脏内堆积了一定量毒素，身体就会出现不适的症状。比如，指甲的表面会有凸起的棱线，或是向下凹陷的棱线；女性的乳腺出现增生的情况，尤其是在经血即将排出体外时，腹部会因为气血的充盛而变得胀痛；脸部长出痘痘；出现偏头疼的症状；情绪抑郁，波动较大。

肝脏最佳排毒时间是凌晨时段，此时肝脏因为排毒而活动旺盛，所以人应该进入睡眠的状态，从而促使肝脏完成排毒。因此，为了确保肝脏的排毒作用，尽量不要熬夜，保持充足的睡眠时间。

为了确保肝脏的排毒功能，可使用以下方法保护肝脏。按揉太冲穴，太冲穴位于足背第一、二跖骨结合部之前的凹陷中，用拇指按揉 3 ~ 5 分钟，有轻微酸胀的感觉，这样有助于排出肝脏内的毒素；吃绿色的食物，能够通达肝气，起到疏肝、解郁、缓解情绪的作用；食用枸杞，枸杞除了有排毒的作用之外，还有提升肝脏抵抗毒素的能力，提高肝脏的耐受性，保护肝脏。

2. 心脏

心脏是人体内最大的动力器官，主要作用是推动血液的流动，向身体内的器官和组织提供充足的氧气和各种营养物质，比如水、无机盐、葡萄糖、蛋白质和各种水溶性维生素等，并且带走体内代谢的终产物，比如二氧化碳、尿素和尿酸等，使细胞维持正常的代谢功能。

随着年龄增长，心脏的机能也随之减弱，因此毒素会在心脏堆积，心脏内一旦堆积了毒素，身体就会相应地出现一些症状。比如，舌头出现溃疡，通常是心脏有内火，火毒；额头长痘，额头属于心脏的管辖，当心火旺盛产生火毒时，额头就会出现痘痘；出现胸闷或心脏刺痛；出现失眠、心悸等。

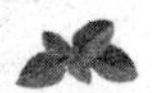

心脏最佳排毒时间是中午 11 时至 13 时，此时心脏是活动最强的时间，可吃一些保心、助排毒的食物，例如茯苓、坚果、黄豆、黑芝麻、小枣、莲子等。

为了确保心脏的排毒功能，可使用以下方法保护心脏。按揉少府穴，少府穴位于手掌心的第 4 根和第 5 根掌骨之间，握拳，左右手交替按揉小指与无名指的指端之间；食物排毒，首推莲子芯，莲子芯味苦，有寒性，能够发散心火，但不会损害人体的阳气，是最好的化解心脏热毒的食物，其次绿豆汤有助于化解并且排出心脏的毒素。

3. 脾脏

脾脏是人体中最大的免疫器官，含有大量的淋巴细胞和巨噬细胞，是身体细胞免疫和体液免疫的中心，具有滤血的功能，清除衰老的红细胞、抗原和异物。

随着年龄的增长和疾病的困扰，脾脏的作用会衰退，致使毒素会在脾脏堆积。当脾脏内堆积了毒素，身体就会出现一些症状。比如，面部长色斑；女性白带过多；口气明显，嘴唇周围长痘痘或者有溃疡；由于脾的功能不佳，不能及时把毒素排出体外，会导致脂肪在体内的堆积。

饭后是最容易产生毒素的时间，如果食物不能及时地被消化吸收，毒素就会累积。此时，脾脏需要发挥良好的作用。

为了确保脾脏的排毒功效，可使用以下方法保护脾脏。按压商丘穴，商丘穴位于内踝前下方的凹陷中，用手指按揉商丘穴，保持酸痛感，按揉 3 分钟左右；食用乌梅、醋等酸性食物，酸性食物是用来化解食物中毒素的最佳食品，能够增强肠胃的消化功能，使食物中的毒素在最短的时间内排出体外，同时酸味食物具有健脾的功效，起到“抗毒食品”的功效；运动能够帮助脾胃消化，加快毒素排出体外的速度。

4. 肺脏

肺是人体的呼吸器官。

随着年龄的增长和疾病的困扰，肺的功能会衰退，使毒素在肺堆积。当肺内堆积了毒素，身体的某些部位就会出现一些症状。比如，皮肤呈现锈色、晦暗，肺中的毒素过多，会沉积到皮肤上；肺有毒素会导致肠道内有不正常的瘀积，出现便秘；毒素在肺，容易干扰肺内的气血运行，导致肺脏无法正常舒畅胸中的闷气，情绪变得多愁善感。

肺脏作用最强的时间是在早上 7 时至 10 点，此时最好能够通过运动排出肺内的毒素，比如进行慢跑等有氧运动，能够强健肺，达到排出毒素的作用。

为了确保肺的排毒功效，可使用以下方法保护肺脏：按揉合谷穴，合谷穴位于手背上第 1 根和第 2 根掌骨之间，用力按压有助于肺排毒；食用萝卜等有助于排便的食物，可以达到肺排毒的目的。大肠一旦通畅，肺也能随之排出毒素，蘑菇和百合也有很好的养肺滋阴的功效，帮助肺抗击毒素；运动，让肺部清爽，或者深呼吸使肺内残余的废气有力排出，或者泡一个热水澡，加快汗液的分泌，排出肺内积累的毒素。

5. 肾脏

肾脏是人体的重要器官，其基本功能是生成尿液，清除体内的代谢产物以及某些废物、毒物，同时经过重吸收保留身体内的水分以及其他有用的物质，比如葡萄糖、蛋白质、氨基酸等，从而维持水电解质平衡及酸碱平衡。肾脏的功能，既保证了身体内部环境的稳定，又促进新陈代谢正常进行。

随着年龄的增长和疾病的困扰，肾脏的功能会衰退，致使毒素在肾脏内堆积，当肾脏内堆积了毒素，身体的某些部位会出现一些症状。比如，女性月经量减少，经期变短，经血颜色变暗；身体出现水肿的现象；下颌长痘痘；容易疲倦，四肢无力。

肾脏最适合排毒的时间是早晨 5 时至 7 时，身体经过一夜的排毒，早晨的时候，身体内的毒素都聚集在肾脏，因此早晨起床喝一杯白水，冲刷

一下肾脏，将肾脏的毒素排出体外。

为了确保肾脏的排毒功效，可使用以下方法保护肾脏。按压涌泉穴，涌泉穴是人体最低的穴位，位于足底的前三分之一处，边按边揉涌泉穴 5 分钟左右，有助于肾脏排毒；食用肾脏排毒食品，比如冬瓜，冬瓜富含汁液，能够刺激肾脏增加尿量，排出肾脏的毒素，或者山药，能够增强肾脏的排毒功能。

人体积蓄毒素的信号是什么？

人体许多疾病产生的根源是由于毒素在体内的大量堆积，如果人体出现以下的症状，表示身体内的毒素积累过多，需要及时排出，不给毒素任何可乘之机，从而达到维持身体健康的目的。

一、口疮

口疮，是指复发性口腔溃疡或者复发性口疮，是口腔黏膜的疾病中发病率最高的疾病，在口腔各个部位的黏膜处都能出现，频发于唇、颊、舌缘等部位，但是在角化完全的附着龈和硬腭中很少见。口疮的发病年龄在 10 ～ 30 岁，以女性较多，一年四季均会发生，一般 10 天左右能够自行痊愈。口疮具有自限性、周期性和复发性等特点。

现代医学认为，口疮的产生与免疫系统有着密切的关系，随着多种毒素的活跃、交替作用，从而导致身体的免疫力下降，口疮反复发作。患有口疮的患者，一般表现为免疫缺陷，即自身的免疫反应减弱；其次是与遗传有着莫大的关系，父母一方或者双方患有口疮，其子女也比一般人更容易患口疮；再者口疮的发作也与消化系统疾病以及功能的紊乱有关，比如消化不良、腹胀、腹泻、胃溃疡、十二指肠溃疡、慢性或迁延性肝炎、结肠炎或者便秘等都会引起口疮；体内缺乏元素或某些营养成分，比如锌、铁、叶酸、维生素 B 等，导致免疫功能低下，也增加口疮发病的可能性；最后，生活习惯，比如偏食、消化不良、精神紧张、睡眠不足、过度疲劳、工作压力过大、普通感冒等，都会引起口疮的发生。

口疮的临床表现分为轻型、疱疹型和重型 3 种。轻型口疮的症状在于出现充血区，之后短期内形成直径 2 ~ 4 毫米，圆形或者椭圆形的小溃疡，表面会覆着一层淡黄色的假膜，溃疡周围的黏膜出现充血，呈现红晕状，形成后有较剧烈的烧灼痛，一般 7 ~ 10 天能够自行愈合，不留疤痕，但是经过长短不一的间歇期后复发。

疱疹型口疮，也称为口炎型口疮，这种口疮疮面数目多、溃疡小，分布广泛，黏膜充血明显，与轻型口疮的症状大部分相似，同时产生剧痛，并且伴有头痛、发热、局部淋巴结肿大等症状。

重型口疮是口疮中最为严重的，发生于唇内侧及口角区黏膜，初期的症状与轻型口疮的症状相同，但后期溃疡呈现紫红色或者暗红色，周围出现红晕，局部有剧烈的疼痛，并且伴随着局部淋巴结肿大、发热等，一般会延续一个月以上的时间，而且痊愈后会留下疤痕，严重的可能导致组织缺损。

口疮产生的同时还会并发引起口臭、慢性咽炎、便秘、头痛、头晕以及恶心、乏力、烦躁、发热等全身的症状。

治疗口疮，主要的方法在于消炎、止痛，促进溃疡愈合，治疗方法较多，需要根据病情的轻重而慎重选用，但为了避免口疮产生的疼痛，重点在于预防口疮。口疮的产生在很大程度上与个人身体的素质有关系，应避免诱发因素，降低口疮的发生率，因此在平时的生活中注意口腔的卫生，

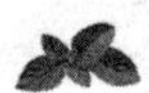

避免损伤口腔内的黏膜，如不要食用辛辣性食物以免局部刺激黏膜，遵循良好的生活规律，饮食要均衡，养成定时排便的习惯，防止便秘，保证每天充足的睡眠时间，避免过度疲劳，保持心情舒畅。

二、口臭

口臭指的是从口腔或其他充满空气的器官中，比如鼻、鼻窦、咽等，所散发出的臭气。严格意义上说，口臭已经算是一种疾病，也是一些严重的系统性疾病的口腔表现，严重地影响了人们的社会交际和心理健康，发病率大约为30%。

导致口臭的原因有很多，大致可分为口源性口臭、非口源性口臭和生理性口臭3种，其中，口源性口臭是最主要的原因。

口源性口臭指的是，口腔局部患有疾病，据统计，80% ~ 90%的口臭都是来源于口腔，口腔中有未经过治疗的龋齿，未拔除的牙齿残根、牙齿残冠，不正常的口腔解剖结构、牙龈炎、牙周炎以及口腔黏膜破损等，都会引发口臭，其中龋齿和牙周疾病又是常见的相关疾病，牙周病患者经常性伴有牙石、菌斑，牙周袋内细菌发酵产生硫化氢、吲哚和氨类等物质，因而产生臭味；唾液也是重要的因素之一，唾液的减少，蛋白质等有机成分增多会降低唾液的冲刷和缓冲作用，从而使细菌大量繁殖，分解唾液、龈沟液以及食物残渣中的有机成分，会产生大量的挥发性的硫化物、吲哚等物质，从而引起口臭。

非口源性口臭指的是邻近口腔的组织疾病，比如化脓性扁桃体炎、慢性上颌窦炎、萎缩性鼻炎等，产生了脓性的分泌物而导致口腔出现臭味；一些内科的疾病，比如急慢性胃炎、消化性溃疡导致口腔出现酸臭味；胃癌晚期患者经常会出现臭鸭蛋味的口臭；尿毒症患者出现烂苹果气味的口臭；另外，白血病、缺乏维生素、重金属中毒等疾病，都会引起口臭。

生理性口臭指的是食用了某些药物或者洋葱、大蒜等刺激性的食物，或者抽烟、睡眠时，唾液分泌量减少，从而导致细菌大量分解食物残渣，因而引起短暂的口臭；不良的口腔习惯和口腔卫生容易导致舌背的菌斑增多、增厚，使细菌、口腔黏膜脱落上皮，滞留许多食物残渣，因而出现口臭。

由此可知，口臭的产生主要是因为肠道废物堆积过多，产生了毒素。

口臭其实并不可怕，只要查明口臭的原因，对症治疗。首先要考虑口臭是口源性口臭，非口源性的口臭还是生理性口臭，查明原因后，如果是身体的疾病导致的口臭，比如呼吸系统疾病、消化系统疾病，或者器官的损害以及糖尿病、尿毒症、白血病、缺乏维生素等导致的，则应对这些疾病进行系统治疗，去除口臭的根源。

对于一些引起口臭的口腔疾病，应先对龋齿进行及时的内科治疗，拔除没用的残根残冠、除去不正确的解剖结构、进行口腔黏膜疾病等基础治疗，再对口臭进行系统控制。

保持口腔卫生是杜绝口臭的有效方法，日常生活中选择正确的刷牙方法，每天至少刷两次牙齿，养成进食后及时漱口的习惯，现在常用的漱口水包括过氧化氢、钠盐、锌盐等，好的漱口水能够维持口腔内正常菌群的生态平衡，防止菌群失调；舌面的清洁也非常重要，80% ~ 90%的口臭都来源于舌背，正确清洁舌面有助于有效抑制舌面的微生物，起到清洁口腔的作用；咀嚼富含纤维的食物或者嚼口香糖等都有利于预防、减轻口臭。

三、色斑

色斑指的是皮肤周围与皮肤颜色不一样的斑点，主要包括雀斑、黑斑、黄褐斑、妊娠斑和老年斑等，色斑属于色素障碍性皮肤病。由于皮肤黑色素的增加而引发褐色或者黑色素，形成沉着性、损容性的皮肤疾病，多发于面颊和前额的部位，日晒后病情加重，常见于女性。

脾脏主管体内排湿，当脾脏中的毒素无法排出体外，体内积累的毒素

就需要找机会从其余的爆发口排出去，这是色斑形成的主要原因，当然，不同的色斑类型，有不同的形成原因，也有不同的预防和治疗的方法。

1. 雀斑

雀斑属于常染色体显性遗传性皮肤病，多为淡褐色或者深褐色的斑点，常见于青少年的面、颈、手背等暴露部位。雀斑形成的主要原因是遗传因素，并不一定遗传于父母，也有可能隔代遗传，大多出现在皮肤较白人的脸上；皮肤暴晒于阳光下也是雀斑形成的原因，阳光中的紫外线不但会刺激皮下的色素细胞活动频繁，制造出大量的黑色素，而且会损伤皮肤细胞正常的新陈代谢功能，导致黑色素残留在表皮上，甚至沉积在真皮中，无法顺利排出体外。因此雀斑在春夏季节会加重加深，到了秋冬季节又变淡。

治疗雀斑可采用化学剥脱法、冷冻疗法、激光手术等，经过手术的方法处理，短期内皮肤会出现皮肤变黑，时间久了后会慢慢消失，手术后口服维生素 C 能够促进色斑的消退，但是目前手术的疗效都是因人而异的，不同的人有不同的效果，有些人即使治疗成功，也会有复发的可能性。

2. 黑斑

黑斑形成的原因有很多，首先阳光的照射是黑斑形成的最大原因。太阳会引起身体内的黑色素堆积，从而形成黑斑；黑斑是因为职业性黑变病而被命名，长期接触沥青、煤焦油、石油类产品的人，由于长期吸入这类物质的挥发物而导致皮肤的慢性炎症，最终导致黑色素在皮肤内沉积；使用过期或者劣质的化妆品会导致皮肤中毒；当皮肤受到外伤时，粉尘或者墨水等异物进入伤口，或者使用碘酒和紫药水，或者食用含色素的食物，包括酱油和黑木耳等，都会造成色素在皮肤中的沉淀，形成黑斑；不良的生活习惯，比如压力大、偏食、睡眠不足等也会让黑色素增加。

治疗黑斑的方法主要有：减少接触有毒有害物质的机会；加强个人皮

肤的保护工作，避免阳光对皮肤的直射作用；维生素 C 对于抑制黑色素生成有着重要的作用，多食用富含维生素 C 的食品，或者静脉滴注维生素 C。

3. 黄褐斑

黄褐斑是一种后天性局限性色素增多的疾病，是女性人群中最为常见的皮肤病。人脸部的表皮层最薄，毛细血管最为丰富，也是最容易堆积色素的地方，色素主要堆积在表皮的底层，黑色素的颗粒明显增多，由于组织细胞间的微细循环受到阻碍，导致细胞遭到溶解死亡，从而使黑色素增加而形成黄褐斑。

人体内阴阳的失调是形成黄褐斑的主要原因，肝气堆积、脾胃虚弱、肾阳不足，都会导致面部形成黄褐斑；长期服用避孕药的女性有高达 20% 的可能性易发黄褐斑，此外服用治疗高血压、糖尿病的药物以及感光性较强的食物，比如芹菜、香菜、胡萝卜等也非常容易引起黄褐斑；一些慢性疾病，比如慢性肝炎、结核病等也会导致体内黑色素的产生，因为身体排除黑色素的能力减弱，一旦黑色素没能及时被排出体外，久而久之就会在面部产生黄褐斑；女性使用化妆品不当会加重、加快黄褐斑的形成。

4. 妊娠斑

其实，妊娠斑和妊娠纹出现的原理一样，都是因为孕期的特殊生理状况，雌性激素的变化会促使体内黑色素暂时增加，黑色素是人体内产生的物质，头发、皮肤和眼睛的颜色都来源于它。分娩后，黑色素沉积的部位会渐渐褪色，皮肤恢复到正常的颜色，不过，有些妊娠斑并不会完全消失，需要采取一些措施，尽量减轻肤色加深的程度。

治疗妊娠斑的最好方法是用妊娠纹霜加以掩饰，女性妊娠是一个较容易发生皮肤炎症的时期，尽量使用天然的护肤品，不要化妆，避免阳光直射，做好防晒工作，也不能去进行漂白手术，容易破坏皮肤的分子结构，

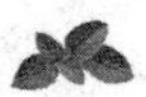

形成永久性的伤害，妊娠斑大多在产后3个月内自然消退，如果不消退，则需要慢慢调理。

5. 老年斑

老年斑随着人步入老年时期而产生，对身体没有什么危害。但是如果身上短时间内大范围地出现了老年斑，应立即去医院检查治疗。对于老年斑，应该防治结合，为了延缓身体的细胞老化，减少或者推迟出现老年斑，首先要调整日常饮食中脂肪的摄入量，多食用新鲜水果和蔬菜，服用抑制脂肪过氧化的药物，比如维生素E、维生素C、维生素B_2和半胱氨酸等；适当地参加体育活动，尽量避免阳光长时间的暴晒和刺激，外出涂抹防晒霜；如果老年斑的数量不多，可采取激光和冷冻等手术去除，或者采取拍打摩擦的方式，每天拍打手背至发红发热后，再按摩100次，大约3个月后，老年斑会自行消失。

6. 痤疮

痤疮是一种慢性炎症性皮肤病，常发于青少年时期，青春期后往往会自行痊愈或者症状减轻。痤疮产生的原因主要与皮脂分泌过多、毛囊皮脂腺导管堵塞、细菌的感染和炎症反应等因素密切相关。

人在进入青春期后，人体内部的雄性激素水平迅速升高，会促进皮脂腺迅速发育并产生大量皮脂，因为毒素在体内的堆积，导致毛囊皮脂腺导管堵塞，皮脂无法顺利排出体外，同时痤疮丙酸杆菌在体内大量繁殖，分解皮脂生成游离脂肪酸，诱导并且加重症状。痤疮主要以脸部的白头、黑头粉刺、炎性丘疹、脓疱、结节等多形性皮损为基本特点。预防和治疗痤疮需要从生活的方方面面着手。

在日常的护理中，每天用温水洗脸1～2次，清洁皮肤，不能用手挤压或者搔抓脸部，切记不可使用油脂类、粉类化妆品和含有糖皮质激素的软膏及霜剂。

在药物治疗方面，可用口服抗生素和糖皮质激素，局部外用药物，比如红霉素等方法进行治疗。

四、便秘

便秘是一种临床中常见的复杂症状，主要是指人的排便次数减少，排便量减少，或者粪便干结、排便费力等症状，要结合粪便的形状、平时的排便习惯以及排便有无困难而做出是否患有便秘的判断。

便秘从病因上分析，可分为器质性便秘和功能性便秘两类，但都是因为肠道内的废物积累过多，有毒物质被肠道反复吸收，形成便秘。

器质性便秘指的是由于身体的一些疾病而影响了排便的情况，比如肠胃的器质性病变、肛门病变、内分泌或代谢性疾病、系统性疾病和神经系统的疾病以及服用一些药物的毒副作用导致肠腔狭窄或梗阻，从而引起排便次数减少，排便量减少，或者粪便干结、排便费力等症状。

功能性便秘是指日常的生活习惯和饮食习惯导致了排便次数减少，排便量减少，或者粪便干结、排便费力，因为身体中积累了许多毒素，导致肠胃的功能变弱；进食量减少或者摄取的食物缺乏纤维素或者身体的水分不足，导致对结肠的刺激变小；因为工作紧张，生活节奏过快，压力过大等因素干扰了正常的排便习惯；运动量小、活动过少等，无法促进肠胃的正常蠕动，也会导致排便困难；药物的依赖性也会对排便造成一定的影响。

便秘的患者除了有前面提到的各种症状外，常有失眠、烦躁、多梦问题及抑郁、焦虑等精神心理障碍。

便秘虽然是一种较为普遍的症状，轻重不一，但是便秘对人体的危害非常大，其治疗一般根据病因、类型以及程度而采取治疗，一般通过生活治疗和药物治疗等，使身体恢复正常的排便。

生活治疗指的是采取合理的饮食习惯，增加摄取膳食纤维的量和每日的饮水量从而加强对结肠的刺激，并且养成良好的排便习惯，比如早晨起床后排便，同时也应该增加平时的活动量，清除远端直肠内过多的积粪。

 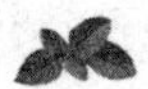

此外，也要积极地调整心态，因为良好的情绪对治疗极为重要。

药物治疗指的是采取药物来达到通便的目的，药物主要是容积性泻剂，如不可溶性纤维、润滑性泻剂、刺激性泻剂和促动力剂等。

药物治疗始终具有一定的风险性，因此便秘侧重于预防。避免进食过少或食品过于精细、缺乏残渣，从而减少对结肠运动的刺激；减少因精神因素、生活规律的突然改变、长途旅行过度疲劳等，以免干扰排便习惯；合理地安排生活和工作，做到劳逸结合，适当的运动有利于改善胃肠的功能，从而促进排便；对于已经出现便秘症状的患者，建议每天至少喝6杯250毫升的白水，进行中等强度的锻炼，并且养成定时排便的习惯。

五、肥胖

肥胖症是一种由多种因素引起的慢性代谢性疾病，通常以身体内的脂肪细胞的体积和数目的增加，导致体脂占体重的百分比异常增高，并且身体的某些部位过多沉积脂肪为主要特征。

肥胖症产生的原因有很多，主要有遗传的因素、社会环境的因素以及心理因素等。父母的体质往往会遗传给子女，根据医学研究，父母中有一人肥胖，则子女有40%的机会患肥胖症。如果父母皆肥胖，子女肥胖的概率升高至80%。

现代人有“能吃是福”的观念，各种各样的美食成为导致肥胖的主要原因，同时交通工具日益发达，生产的机械化发展，日常的活动变得缓慢、慵懒，使得人体消耗热量的机会减少，助长肥胖症的发生。细胞的超载、脂肪的堆积是肥胖的真正原因，而毒素过多影响正常的排泄功能也是肥胖的诱因之一。

预防和治疗肥胖症的主要措施有适当地减低膳食热量，当摄入体内的热量低于消耗的热量，体脂会逐步分解，体重会逐步下降；补充各类维生素；进行有氧锻炼，比如步行、慢跑、有氧操、舞蹈、骑自行车、游泳、跳绳、爬楼梯等；建立健康的生活方式，不边看电视边吃东西，不饮酒，保证充足的睡眠，积极调解心理的压力，保持情绪的稳定。

六、皮肤瘙痒

瘙痒是一种只有皮肤瘙痒而无原发性皮肤损害的皮肤病症状，根据皮肤瘙痒的范围以及部位，一般可分为全身性瘙痒和局限性瘙痒两大类。

皮肤瘙痒的主要症状一般有皮肤干燥或者油腻，容易起红疹、色斑、小疙瘩，也容易过敏。这是因为皮肤是排除体内毒素和垃圾的重要途径，是反应身体状况的大镜子，一旦毒素和垃圾在体内过度堆积，皮肤就会出现反应。

全身性瘙痒症多见于成人，常为阵发性，严重的还会有加剧持续性的阵痛，这些症状与外界的环境因素密切相关，比如湿度、季节、工作环境中的生物或化学物质的刺激，或者外用药物、用碱性强的肥皂以及患者皮肤的皮脂腺与汗腺分泌功能不调。

局限性瘙痒症的病因有时与全身性瘙痒相同，也与局部的皮肤温度高、多汗、摩擦、真菌感染等有关。

寻找皮肤瘙痒的病因，加以避免是防治的关键。避免搔抓、摩擦以及热水烫洗等方法进行止痒；生活习惯应该规律，衣着不应过于紧身，沐浴不能过勤；避免饮酒、喝浓茶以及食用辣椒、胡椒及芥末等辛辣刺激食品；注意休息，改变不良的生活习惯。

七、容易产生疲倦感

人体的毒素积累到一定的程度，自然会加重体内各个器官和系统的负担，从而出现身体疲劳等现象，降低身体的免疫力，当体内的毒素消耗了肾脏的能量，肾脏为人体排毒的能力降低，于是会出现身体疲倦，瞌睡，感冒或者身体发热，容易出汗等症状。

八、尿频、尿少、尿刺痛、四肢肿胀

某些致病的因素或者毒素在体内堆积过多，就会妨碍身体器官的正常功能，使得大量的水分滞留在体内，导致出现下肢水肿的问题。尿液是人体的排泄物，是人体毒素多少的重要反应。

九、头脑混沌、记忆力下降、容易发怒

一旦身体内的毒素积累过多，容易导致器官的压力过大或者身体内部的循环不畅，从而出现大脑供血供氧不足的问题，影响大脑的正常工作，引起情绪和精神上的问题。

十、长痘痘

脸部两侧是肝经的直接反应区，毒素在肝脏内累积过多，排毒不畅快，则脸部两侧就会长出痘痘，这个症状提醒人们肝脏中已经积累了毒素。

02 你为什么会“中毒”

空气藏毒，让你躲无可躲

阳光、空气、水是生命不可或缺的三大要素，空气是人类赖以生存的重要物质之一，人类通过与外界环境不断地进行气体交换，从而保持身体的正常生理活动，自然状态的空气对于人类的生存极为重要。但是，随着经济的发展，人类生活和生产活动日益丰富，产生了大量有害气体，不断地排到空气中。几乎每年，世界各地向大气层中排放的毒素达到了 2.5 亿吨，二氧化硫则达到 1.4 亿吨，不仅仅破坏了居住环境，而且威胁人类的生存。

大气污染的问题，已经严重地影响到了地球的整个生态环境。大气中的污染物有很多种，物理和化学性质都十分复杂，毒性也各不相同。大气污染对于人体健康最主要的危害有导致呼吸、心血管、神经等系统疾病或者其他疾病。一般而言，空气中的毒素有室内毒素和室外毒素之分，通常以室外毒素为主。

1. 一氧化碳的污染

日常生活中，人类最常接触到的是二氧化碳，二氧化碳是身体代谢的产物，一般而言没有什么危害，空气中有危害的是一氧化碳，一氧化碳是

空气中没有刺激性的有害气体，无法为人体感官所察觉。一氧化碳一旦进入人体，就会与血液中的血色素结合，引起呼吸困难、头晕、心肌缺氧的症状。任何物体只要燃烧得不完全，就会产生一氧化碳，马路上机动车的尾气带有大量的一氧化碳。

2. 紫外线的辐射污染

阳光是人和动植物生存的要素之一，然而过度在阳光下暴晒会对人体造成伤害，尤其是阳光中的紫外线，不仅仅会穿透皮肤，造成人体中蛋白质结构的破坏，致使皮肤的弹性纤维和胶原纤维萎缩，而且还会损害细胞中的DNA，造成基因突变，引发皮肤癌。

此外，大气被放射性的物质污染，经过阳光的照射，往往会引起人体的慢性疾病。

3. 悬浮颗粒的污染

现代工业大量地燃烧煤和石油，煤和石油燃烧后排入空气中的有害物质最多，包括有降尘、石棉、金属粉尘、二氧化硫、碳氧化物、氨氧化物和碳氢化物等，还有光化学氧化剂和硫酸雾等大气二次污染物，对人体呼吸道的危害很大，直接刺激上呼吸道，引起支气管炎和肺气肿等呼吸道疾病。

4. 微生物的污染

现代化的大都市出现了许多高楼大厦，大楼的建筑一般多属于密闭式的空间，需要使用空调等物质来维持空气的流通，但是一栋大楼中的中央空调机一般都处于阴暗、潮湿的角落，那也就是最容易滋生细菌和微生物的地方，空调的运转使人与细菌、微生物直接接触，造成头晕、头痛、疲倦的症状。

此外，生物性的污染是一种空气的变应原，能够诱发鼻炎、气喘等疾病。

5. 挥发性有机物的污染

日常生活中，最常见的挥发性有机物有苯、甲苯、乙苯等，常见于石油燃烧、工业废气、加油站等地方，家庭装潢等工作也会用到具有挥发性的辅助工具，当挥发性的有机物释放到空气中，容易造成眼睛和身体上的不适，同时造成人体健康的慢性危害。

6. 多环碳氢化合物的污染

凡是含有碳氢的有机物，都会因为碳化或者燃烧不完全而产生多环碳氢化合物，比如焚烧垃圾、烹饪、机动车排放尾气的时候，都会产生多环碳氢化合物，其中含有多种致癌物质，对人体的染色体造成巨大的危害。

7. 二手烟的污染

二手烟是室内污染的主要来源，二手烟是指非吸烟者在密闭空间中，被迫吸入吸烟者点燃的香烟、烟斗或雪茄产生的烟雾。二手烟的烟雾中会散发出超过 4000 种气体和粒子物质，其中有超过 40 种引发癌症的物质，同时会在空气中停留数小时之久，损害人体的呼吸系统。

居室染毒，令你防不胜防

一般而言，空气毒素中的室内毒素通常指的就是日常居室中的毒素，居室是生活中休息、放松的最主要场所，现代人不仅仅接受“煤烟型”“光化学烟雾”的污染，同时也受到了“室内空气污染”，造成室内空气环境污染的有毒物质主要有甲醛、苯、氨、氡和二异甲苯氰酸脂等。

苯存在于各种涂料和溶剂中，是一种对人体造血系统有着特异亲和力的毒物，因为它本身具有一种芳香的气味，所以不容易引起人们的警觉性，但是对于人体健康有着非常大的危害，会导致血液中白细胞、红细

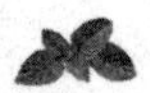

胞、血小板数量下降，从而引起贫血和再生障碍性贫血，少数情况还会引起白血病等疾病。

二异甲苯氰酸脂是一种用途广泛的化工原料，存在于多种涂料、塑料、绝缘性材料中，这种化学物质虽然是低毒的，但接触过多或接触时间过长，也容易引起眼、鼻黏膜和咽部干痛、咳嗽等刺激症状。

居室对于身体健康来说并不是最安全的地方，到处都潜伏着有毒物质。

一、居住空间中的毒素

刚刚经过装修的居住空间中，甲醛的浓度较高，或者是花岗岩材料中有放射性物质，还有物理化学性质各异、危害性高低不一的混合性化学物等。这些有害物质会引起眼睛、鼻、咽喉的刺激、干燥，出现咳嗽以及头痛、记忆力减退、疲乏无力、全身不适等不良反应。

二、日常家居用品中的毒素

(1) 空气清新剂：空气清新剂中大多含有苯酚，人体吸入苯酚后，容易产生呼吸困难、头痛等症状，并且刺激眼睛，导致皮肤脱皮，引发麻疹，因此可考虑在室内养盆栽植物，或摆放柚子皮等自然方法来清新空气。

(2) 漂白剂：漂白剂中含有一种叫做次氯酸钠的化学物质，它具有很强的腐蚀性，能够释放出具有刺激性的有毒气体，过多接触次氯酸钠容易对头发和肺部造成一定的损伤。此外，同时使用漂白剂和氨水产品会导致发生化学反应，释放出氯气。因此，对于一些难以洗干净的污点，可尝试用柠檬反复擦拭。

此外，洗衣液和洗衣粉中含有碳酸钠和磷酸盐，其中磷酸盐容易导致人体的过敏反应，因此在日常生活中尽量少使用含磷酸盐的产品；清洁玻璃窗的清洁粉中含有特殊的氨气味，容易刺激皮肤，造成眼睛和肺的不适，严重的还会导致肝脏的损伤，可考虑用两汤匙的醋，兑上一升热水，然后再用布蘸湿后擦玻璃；厕所清洁剂里通常含有萘，萘会刺激皮肤、眼睛和呼吸道。大量吸入萘后，人的肝脏和肾容易遭到损害，此时也可利用白醋来进行清理。

(3) 电器：许多电器，比如电视、计算机和电热毯，通常都含有溴耐燃剂。溴耐燃剂一旦释放到空气里，就有可能被人吸入，吸入后不容易排出体外。可用热水袋代替电热毯；把电器搬出卧室，避免在深睡时吸入溴耐燃剂。

(4) 地毯和床单：人造材料制出的地毯中含有不稳定的有机化合物，人长期接触会出现过敏性疾病，因此，应使用天然纤维，比如羊毛和棉花制成的地毯；化纤的床单中含有甲醛，甲醛能够刺激皮肤和呼吸，因而要尽量使用百分之百的棉制床单。

(5) 樟脑丸：日常生活中，蛀虫容易在衣物或者其他的纺织品上咬出洞，因此人们常常利用樟脑丸进行驱虫，樟脑丸会散发出一种独特的异味，这是由于其中含有二氯苯的物质，具有使动物致癌的作用，同时樟脑丸中含有萘，经常接触萘会造成红细胞的损坏出现恶心、呕吐和腹泻等症状。因此，在使用樟脑丸时，需把樟脑丸放入密封的容器中，并且保持室内通风，并且在重新使用衣物和其他的纺织品之前，一定要重新清洗一遍。

蚊虫叮咬，毒素不请自来

夏秋季节是各类蚊虫活跃和繁殖的时期，蚊虫叮咬皮肤后，皮肤一般会长出红包，严重的还会引起过敏反应，基本的过敏症状有恶心、腹泻、瘙痒、关节肿疼、血管肿胀以及呼吸不畅等。不过，蚊虫种类不同，感染

方式也不相同，因此皮肤过敏的症状也有所不同，携带毒素较多的蚊虫可能导致人的昏迷、吞咽困难、喉咙嘶哑、呼吸困难、严重肿胀、休克等症状，甚至是死亡。

蚊虫一般生长在阴暗潮湿的地方，常常以粪便等污秽物为“生活场所”，自身带有很大的毒性，通过叮咬，体内的毒素便传染给人类，使人类患上相关的疾病。尤其在夏秋季节最为严重，特别是在雨季，蚊虫在水中大量繁衍，传播各种疾病。

蚊虫通过叮咬刺入皮肤的唾液中含有外源性蛋白，这种蛋白会引起人体本能的保护机制，从而形成局部的炎症反应，也就是一种过敏反应，所以被蚊虫叮咬后皮肤容易产生红色的疙瘩，这是一次感染。被蚊子叮咬后出现红色的疙瘩，是由病毒传播后导致感染而形成的，此时如果用手去抓红色的疙瘩，就会造成二次感染。

蚊虫传播疾病的方式主要有四种，第一种方式是蚊虫通过叮咬和刺螫皮肤，在吸人血液的同时把自身的毒汁注入人体内，比如蚊子、白蛉、臭虫、甲虫、蚂蚁，马蜂、跳蚤、螨虫、疥虫和蜘蛛等；第二种方式是蚊虫表面的毒毛刺入皮肤并且释放毒素，比如桑毛虫和松毛虫等；第三种方式是人类把落在皮肤表面的蚊虫拍碎，导致蚊虫体内的毒素被释放，比如隐翅虫和某些甲虫等；第四种方式是蚊虫寄生在皮肤内部，比如疥虫等。

蚊虫叮咬人后，皮肤除了产生红色疙瘩之外，同时还会瘙痒，这时不能在皮肤上乱抓乱挠，否则容易造成细菌的感染，从而导致皮肤溃烂。当被蚊虫叮咬后，可采取以下的方式进行止痒。

(1) 在被蚊子叮咬后一般人的身上都会出现红肿、瘙痒、疼痛等症状，此时用碱性的物质能够进行缓解，比如用氨水可止痒，也可用香皂蘸水涂抹在红肿处，通常数分钟内能够起到止痒的效果，因为蚊虫在叮咬时会分泌出一种蚁酸，香皂中的高级脂肪酸的钠盐可与之发生反应。

(2) 芦荟叶中的汁液可止痒，被蚊子叮咬后，出现红肿奇痒时，切一小片芦荟叶，洗干净后掰开，用叶汁涂抹在红肿处就能够消肿止痒。

(3) 用盐水涂抹或者冲泡被蚊虫叮咬的地方，能够使肿块软化，还能止痒；如果叮咬处很痒，可先用手指弹一弹，再涂上花露水、风油精等。

水中毒素，几乎无孔无入

水是生命生存的必需，也是人体最重要的组成部分，人体液中 70% 都是水。水资源的安全与我们身体的健康息息相关。迄今为止，随着科技的迅速发展，人们在各种水源中检测出多达 2221 种有机污染物，在自来水中发现大约 65 种有机污染物，其中致癌物有 20 种，致突变物有 56 种。

那么饮用水中到底存在哪些毒素呢?

1. 病毒

自来水中存在着肠道病毒、肝炎病毒和轮状病毒等，肠道病毒是在水体环境中最常见的一类病毒。肠道病毒对于外界环境的抵抗力较强、存活时间也较久，一些肠道病毒在水中能够存活很长时间，比如在自来水中可以存活 2 ~ 168 天，在海水中可以存活 2 ~ 130 天；肝炎病毒对一般化学消毒剂的抵抗力强，在干燥或者冰冻的环境下能够生存数月或者数年，但是通过紫外线照射 1 个小时或者蒸煮 30 分钟以上可以消灭；轮状病毒是引起全球儿童急性腹泻的最常见病因之一，据研究发现全球每年患轮状病毒肠胃炎的儿童超过 1.4 亿，造成数十万儿童死亡。

一些未经过处理的污水中出现过的 100 多种病毒，曾经都在人体排出的

粪便中检测到。人类每1克的粪便中能够排出100种以上的病毒，而污水中的传染性病毒颗粒的浓度更高。水源中的这些毒素是引发疾病的根源，因此想要减少发病率，不仅仅要注意生活习惯的卫生和食物的卫生，更重要的是从根源出发，净化水体，减少水体中的生活废水和工业污水的排入。

2. 氯元素的毒性

添加氯，是一种有效的杀菌消毒手段，被世界上超过80%的水厂使用。自来水原本是一种既方便又安全的饮用水，但是为了抑制水中的细菌，通常会在处理水的过程中加入氯。因此，自来水中必须保持一定量的余氯，从而确保饮用水的微生物指标安全，但是当氯和有机酸发生反应，就会产生许多致癌的物质，这些物质不仅发出难闻的气味，而且还会对人体产生危害。

氯是一种无机挥发性的化学物质，曾经在第一次世界大战中被用来当做毒气使用，会直接黏结皮肤以及毛发的蛋白质，破坏蛋白质的电解质反应。如果用含了氯的水洗头洗澡，会让头发变得干涩、断裂并且分岔，也会使身体肌肤漂白化，导致皮肤层脱落以及产生奇痒无比的皮癣过敏症。

自来水中的氯，对肉类蔬果菜的氧化表层以及任何有毛细孔的表层都有危害，比如人的皮肤、鼻孔、口腔、肺部、毛发、眼睛等，因为氯容易被这些毛细孔快速吸收。

氯不仅经过食物的摄取而进入体内，同时也会经过皮肤的吸收而使人体发生中毒。慢性中毒的表现有：神经衰弱综合征、肝脏损伤、消化功能障碍、皮肤损伤等，严重的还会导致皮肤系统、消化系统出现问题以及致癌作用，产生包括食欲不振、恶心、腹胀、便秘、肝功能异常，皮肤干燥、皲裂、丘疹、粉刺、过敏，贫血、动脉硬化、高血压、心脏疾病，甚至膀胱癌、肝癌、直肠癌等症状。

人类每日都饮用自来水，补充身体水分的同时也将自来水中的有害物质氯也一起饮入体内，如果人类能够避免氯水的侵害，寿命可延长

20～30年，虽然用氯对自来水进行消毒杀菌，效果好，操作方便，但是由于氯对其他生物体细胞和人体细胞产生严重的不良影响，所以也需尽量避免或减少氯的使用。

因此，在日常生活中饮用自来水，我们必须把自来水中残留的毒素，也就是氯元素，完全清除，有条件的家庭可造用一整套家庭中央净水机和洗澡专用的净水器。

3. 长时间冲洗热水澡

长时间冲洗热水澡对于人体的健康而言是一种伤害。沐浴时，人体直接接触含有有毒化学物质的水，有毒的化学物质通过水而直接被皮肤吸收，所以洗澡时人体吸入的氯高达6～100倍，远比直接饮水吸入的氯要多。

4. 藻毒素

微囊藻毒是由蓝藻细菌产生的毒素，又称为蓝绿藻，是河流、湖泊、湿地当中的一种天然菌类，这种菌类对于人体健康有很大的危害性。皮肤在接触含藻毒素的水体时，可引起敏感部位，比如眼睛和皮肤过敏的症状；少量饮用含藻毒素的水体可引起急性肠胃炎；长期饮用则可能引发肝癌。

食物毒素，中招实属无奈

食物是维持人类生活和维持身体健康的基础，每个人每天的饮食，除了要求美味可口之外，还应该注意饮食的营养是否均衡，食物本身是否安全以及食物的食用方式是否正确等。

除害剂、兽医药物或环境污染物等人造化学物质导致食物受到污染，人们食用被污染的食物而导致中毒，但是生活中大多数的食物中毒都是因为食物中的天然毒物，天然毒素存在于一些植物及动物源性食物内，人们摄入过多的分量对人体造成不良的影响，比如食用未煮熟的四季豆、未煮熟的豆浆、发芽的木薯和马铃薯等而中毒。

1. 植物源性食物中的天然毒素

众多研究发现，在全球超过 300000 个已知的植物品种中，至少有 2000 种植物是有毒的，吃野生的菇类、浆果或者其他植物而中毒的案例屡见不鲜。其实，世界上只有几百种植物能为人类作为菜肴食用，但是在这几百种食物中，不少植物还是因为过量进食或者未经过妥善处理进食，而对人体造成伤害。

一般，植物可食用的部分有子、叶芽、茎部、根部、果实或块茎，有毒部位也是如此；同一属的植物可能有相同或者不同的毒性；品种不同或者生在不同地理环境的植物，毒素含量以及分布都会不同。

食用植物中的天然毒素，常见的例子有马铃薯中的甙生物碱，北杏及竹笋中可能含有氰化物的化合物，黄豆、四季豆等豆类中的酶抑制剂和植物血球凝集素。

2. 动物源性食物中的天然毒素

动物源性天然毒素指的是可能在人体自身新陈代谢的产物或者食物链中传递的化合物。全球目前有 1200 多种有毒或者有毒腺的动物，大部分不会被人们当做食物，但是如果作为食物，就必须小心避免毒腺和毒素。食用陆生动物出现人中毒的情况比较少见，但是由海洋生物毒素所引起的人中毒现象则常有发生。

贝类、甲壳类动物和鱼类在水中可能会食用含有有毒微藻类产生的海洋毒素，然后在人体内积聚，人们食用这些海洋生物后，毒素就转移到了人体内。比如，世界上超过 90 种河豚都有强烈的神经毒素，哪怕食用一小部分也会导致中毒，甚至危害生命安全。

食物中的毒素在体内堆积，会损害人体的健康，主要原因有以下几点。

1. 人体遗传的因素

食物中的成分无害，人体摄取的食用量也正常，但是却由于不同的人体遗传因素的特殊性而引起食物中毒的症状。比如有些人群先天缺乏乳糖酶，也就是不能把牛乳中的乳糖分解为葡萄糖和半乳糖，从而不能吸收利用乳糖。饮用牛乳后容易出现腹胀、腹泻等乳糖不耐受症状。

2. 食物过敏反应

也有人会出现的问题是这样的，食物中的成分无害，人体摄取的食用量也正常，但是因为个人体质的过敏反应而引起的食物中毒现象，所以这些人在食用无毒无害的食品后，因为体质敏感而引起局部或者全身的不适。各种肉类、鱼类、蛋类、蔬菜和水果都可能成为特殊体质的过敏原食物。

3. 过量食用

食物中的成分无害，但是因为食用过量的食物而引起了身体的各种症状，比如荔枝中含有丰富的维生素 C，如果连续过量食用，就会引发“荔枝病”，出现头晕、心悸、无力、出冷汗的症状，严重的则会死亡。

4. 食品加工处理的程序不当

含有天然毒素的食物的处理不当，不能完全彻底地清除其中的毒素，则会引起人的中毒反应，比如河豚、鲜黄花菜、发芽的马铃薯等食物，如果处理方式不当，即使少量也会引起中毒。

5. 误食

误食某些含有毒素的食物，比如某一些外形与正常的食物相似，而实际却含有有毒成分的食物会引起人体中毒。

为了防止人体摄取食物中的毒素，应采取相应的处理方式，适当地处理食物或者彻底地煮熟食物，都能够去除毒素或者减少毒性；在不能完全消除毒素的情况下，应减少食物的摄取量，例如，摘去某些鱼类的生殖腺、皮肤以及器官，则可除去集中在这些组织内的毒素，从而减少人体对毒素的吸收。

药中毒素，实在无可奈何

俗话说，是药三分毒。药本身存在着几分偏性，中国最早的医学专著对于如何用药也有详细讲究的记载。书中把药分为大毒、常毒、小毒、无毒几类。而化学药品是由众多化学物质以及通过化学方式制成的，因而含有许多毒素是不可避免的。同时不少人认为中药大多源于天然的动植物，因此纯中药制剂比起化学药品要安全得多，不会发生药物的毒副作用，但是滥用或者过度服用药物的行为，都会对人体产生毒副作用。

根据文献记载，能够致人死亡的中草药多达20多种，比如雷公藤、苦椅子和中药蜈蚣等，都含有剧毒，也许药物经过炮制后，毒性会大幅降低，但如果滥用或者服用过量，仍然会使人体受到毒素的侵害，或出现中毒的症状，严重的会导致死亡。因此，无论是中药还是西药，都应该预防药物中的毒素对人体造成的危害。

（1）在西医学中，抗生素的临床用量越来越大，药物的种类也越来越多，致使身体的耐药性、抗药性越来越强，药物治疗的效果也越来越差。也许对有些疾病，运用药物可看起来已治愈，但是由药物引起的毒副作用，往往会引发新的疾病。

(2) 预防药物对肝脏造成损害。肝脏、肾脏是人体分解、代谢和排泄药物的主要器官，水溶性大的药物，直接经过肾脏由尿液排出体外；而脂溶性大的药物，则需要在肝脏分解，转化为水溶性的代谢物后，转变为分子质量较小的物质，再经过肾脏由尿液或者随胆汁经过肠道排出体外。

肝脏、肾脏在对药物的摄取、转运、蓄积和排出的过程中，密切地接触药物分子，正因为肝、肾等器官在药物代谢过程中担当着“重任”，也就极易受到药物的损害。老年人、有肝病史的患者、长期酗酒者、儿童、孕妇以及少数特殊体质的人都是药物性肝损害的易发人群。

慎用肾毒性较大的药物，尤其是肾功能有缺陷的患者以及老年人，应尽量避免使用和接触对肾脏有毒的药物，意外服用后，应尽早进行治疗。

(3) 避免过量、过频等滥用药物的行为。生活中，当人们患上某种普通的疾病后，常常自行服用抗生素等，自行服药不当会产生副作用，甚至导致更严重的疾病。药物分子量的大小、脂溶性、蛋白亲和力会影响到肾的代谢，容易在肾脏内形成积聚。

过量、过频地服用药物，会导致体内药物浓度过高，甚至会在肾脏内发生结晶、免疫复合物沉积等，从而影响肾的功能；一旦药物反复、长期地积聚在肾脏中，则容易引发肾损伤。

(4) 谨遵医嘱。在服用药物之前，患者需要把自己的病史、药物过敏史告诉医生或者药剂师，做到医患之间的配合，在用药的过程中需要定期检查肝、肾的功能，并且观察原有的疾病特征是否有变化。

在服用药物的过程中，需要制定合理的用药方案，并严格执行医嘱。

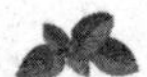

03 “毒”对你的身体做了什么

荼毒身体：人体“中毒”百病来

人之所以会患有疾病，主要原因有两个，一是长期不均衡的饮食，导致身体营养不良；二是毒素在体内堆积过多导致器官、组织和细胞出现功能障碍，引发多种疾病。

毒素对人体的危害是巨大的。

1. 影响体内气血的运行

人体毒素如果不能被及时地排出体外，就容易重新吸收消化，从而会引起人体中毒，引发多种疾病的产生。人体毒素一旦在体内形成，就会阻滞气的运行疏通，又妨碍血液的正常运行，导致人体内血液运行滞缓，从而形成瘀血，导致出现面色发暗、口唇青紫的症状，程度较轻的会出现神疲乏力、气短等现象，严重的则会导致血管硬化，引起高血压、冠心病、高脂血症、高黏血症、脑血栓等多种心脑血管病变。

2. 影响代谢的平衡

如果大量的毒素滞留在体内无法正常被排出体外，就很有可能导致身体的能量代谢失去平衡，身体产热过多，容易生火，同时又会损耗阴津。

代谢失去平衡，人容易出现皮肤瘙痒、皮肤干燥，大便干结，面生痘痘等症状。

3. 影响脏腑的功能

毒素进入体内后，会直接破坏人体脏腑和器官的正常功能，导致全身或身体局部的病理变化。健康人群的肾具有调节全身阴阳的能力，但是当体内的毒素进入肾脏，则容易造成肾亏，导致体内的阴阳失调，阴虚则火旺，人容易出现皮肤干燥、皮肤瘙痒，大便干燥、排便困难，口干舌燥等症状；阳虚则生寒，人容易出现面色暗淡、四肢寒冷等症状。

4. 影响脸部的皮肤

脸部黑色素的沉积以及年龄的衰老情况都会影响脸部的皮肤，而体内堆积的毒素就是导致皮肤问题的重要因素之一。人体中的毒素能够作用于丘脑、垂体、肾上腺轴等部位，从而导致皮质激素增多，从而产生色斑，而且毒素还会促使自由基产生，导致脸部的皱纹增多，影响脸部的皮肤。

5. 加速人体的老化

气血失调、阴阳失衡、脏腑功能失调等因素都会加快人体衰老的速度。随着年龄的增长，人体协调阴阳平衡和脏腑的功能会逐渐减弱，与此同时，人们长期受到外毒和内毒的侵害，就会使人体阴阳的失衡，妨碍对营养物质的消化吸收以及对毒素的排出，损害器官和组织，导致人体功能衰退，促使人体提前衰老。

荼毒心灵：诱发多种心理疾病

有句俗话：百病毒发。也就是说，无论哪一类的毒素，不管是由外界侵入的，还是由身体内部而生的，都会对人体造成一定的伤害。在医学中，毒素侵入身体，作用于人的呼吸系统、神经系统、循环系统和内分泌系统，不仅仅造成对身体的伤害，而且也会对人的心理造成严重的损害，影响人们的精神状态，引起失眠、精神状态失常等症状，思维变得迟钝，情绪烦躁，产生抑郁、神经紧张的疾病。

1. 诱发抑郁

毒素是人体中最常见的物质，也是对人体有害的物质，长期积累在体内，内心容易产生抑郁。抑郁，指的是长时间的心境低落，情绪低沉，内心感到闷闷不乐、悲痛欲绝、自卑抑郁，甚至是悲观厌世，而且持续的时间较长，也有反复发作的倾向。

抑郁大多是由于生物、心理与社会环境等诸多方面的因素参与了其发病过程。生物学的因素涉及遗传和神经等方面，其中以神经方面为主导，也就是说当毒素在体内堆积，影响了神经系统的作用，从而阻碍了神经原本的作用，因而导致了抑郁。

2. 导致情绪紧张

每个人都有情绪，这些情绪与身体的健康息息相关，日常生活中常说的喜心、怒肝、忧肺、思脾、恐肾、悲胆，也说明了情绪对健康起着至关重要的作用。情绪紧张，也就是长时间的焦虑，通常是由脾和肺的作用引起的，当脾脏和肺脏中积累了过多的毒素，进而导致脾和肺的功能减弱，从而影响人的情绪。

脾主要是管理全身运作的，照顾人体的各个器官，包括营养的输送和分布，同样也是储存血液最多的器官，一旦毒素堆积影响到脾脏，导致脾脏受损，则容易引起情绪波动，主要症状有长期的焦虑、紧张。

3. 影响精神状态

毒素容易导致精神状态出现问题，最突出的是会影响思维障碍和精神障碍，毒素长期在体内堆积，通过影响器官和组织的功能，从而影响精神状态，出现幻觉、妄想、定向障碍等问题。

Chapter 2

天然排毒，还你一身轻松

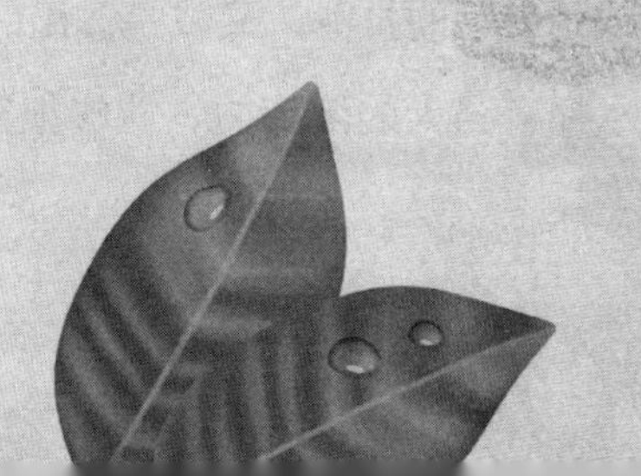

01 轻食疗：吃对喝对，毒素逐渐消退

白开水排毒素

白开水在日常生活中一直都被大家所熟悉，它是人们在生活中喝得最多的一种碱性水。白开水没有味道，极其普通，但是对于调节身体最基本的生理机能有着举足轻重的作用。

1. 白开水的重要性

对于人类而言，水是一种仅次于氧气的重要物质，人体重量的 70% 都是水，儿童体内水的比重更大，高达 80%。根据有关数据，一个成年人长期不吃饭，只依靠自身体内储存的营养物质以及身体组织的消耗，能存活 7 天；但不喝水，只能存活 3 天。由此可见，水对于生命有多重要，只要身体丧失 10% 的水，身体健康就会亮起红灯，丧失 20% 的水，生命就会有危险。

水对人体来说十分重要，它不仅仅是构成人体的主要成分，而且还有着许多不为人知的生理功能，无论是营养物质的消化、吸收、运输和代谢，或是废物的排泄，又或是体温的调节，都离不开水。

水拥有强大的溶解力，能够把很多物质都溶解，并且使其保持为离子

的状态，在身体中发挥着巨大的作用；而体内不溶于水的蛋白质和脂肪则直接悬浮在水中形成乳液或者胶体，发挥着消化和吸收的作用；水在人体中会直接参与氧化还原反应，促进身体内部各种生理活动和生化反应的进行。身体内部如果没有水，则无法维持基本的呼吸、循环、吸收、消化、排泄等生理活动，在体内的新陈代谢作用也无法正常进行；水通过运输功能将外界的氧气运送到血液中，同时把体内新陈代谢的废物和有害物质通过尿液或粪便排出体外。当外界的温度高于体内产生的热时，水通过皮肤的蒸发，及时出汗能够帮助皮肤散热；当外界的温度低于身体温度的时候，由于水的比热较大，能够起到调节体温的作用，保持体温的恒定。

当改革开放的浪潮袭来，人们因为选择的多样性而变得眼花缭乱。从前，生活中只有白开水供大家饮用，而近年来，琳琅满目的水占据了视线，比如矿泉水、纯净水、蒸馏水、太空水、生命活性水……然而，饮用这些水的益处往往被夸大其词。根据营养学家的意见及营养学的观点，任何含糖的饮料或者机能性饮料都没有白开水对身体的益处大。

白开水是最基础、最有效的饮用水。在中医养生学的观点中，白开水属于中性的物质，能够把体内的阴、寒、湿、毒等有害物质通过排泄带出体外。纯净的白开水在进入人的身体后，能够立即进行发挥新陈代谢的功能，和调节体温、输送养分以及清洁身体内部环境的功能。科学家研究发现，煮沸后自然冷却的白开水最容易透过细胞膜，促进身体内部的新陈代谢，增强身体的免疫能力，提高抗疾病的能力。长期喝白开水，体内的脱氧酶活性变高，肌肉内乳酸堆积减少，身体不容易产生疲劳感。

饮用白开水，能够刺激肠胃等内脏器官，使内脏的温度上升，温暖全身，从而改善血液循环，加快基础新陈代谢的速度，提高身体的脂肪燃烧速度，燃烧多余脂肪。

饮用白开水，提升内脏本身的温度，激活内脏的活化性，缓解内脏工作的疲劳，改善内脏运作质量。同时，帮助体内消化系统高效运作，激活新陈代谢能力，加速排出体内有害废物，清洁体内的环境。

饮用白开水，能有效地促进循环系统以及淋巴系统的流通，带走积累在体内多余的水分，形成尿液，身体内部的毒素也会随着尿液排出体外，白开水还能润滑肠道，软化排泄物，解毒养颜。

饮用白开水，有利于中和人体新陈代谢而产生的酸性物质，有利于维持健康的体液状态。正常情况下，健康的人体体液的pH值为7.35～7.45。

白开水也有健康身体的功效，能有效地对抗某些疾病。

(1) 战胜身体的疲倦感。现代人时常会感到身体处于疲倦的状态，尤其是在夏天，很多时候感到软弱无力，甚至昏昏欲睡，真正的原因在于脱水。人的身体对于“渴”的敏感度非常高，人的身体缺少水分，或者水分逐渐减少时，身体不会立刻出现反应，但是在缺水的情况下未能及时补充水分，身体会出现疲倦、虚弱的现象。常喝白开水，有助于身体保持充沛的精力和活力。

(2) 治疗偏头疼。早晨起床时，会感到头疼，大多数是因为人的身体一晚上都没有吸收水分，加上夏天的晚上，大多数人都选择开着冷气睡觉，空调环境下会带走人体的水分，使人产生脱水的问题，引起偏头疼。因此，早起喝一杯白开水，有助于治疗偏头疼。

(3) 去除色斑。人的身体经过了一晚上的代谢之后，体内的毒素需要有一个强有力的外界作用帮助排出体外，没有任何糖分和营养物质的白开水是最好的，在体内缓慢转化，冲刷我们的身体。

(4) 缓解便秘。长期便秘会导致人体的肠内菌群失调。为了缓解便秘，人要充分饮水，降低血液黏稠度，加快血液循环。

(5) 治疗感冒。当人处于感冒发烧的状态时，人体处于一个自我保护机能的反应，自身会降温，此时容易有出汗、呼吸急促、皮肤蒸发的水分增多等代谢加速的表现，这时身体需要补充大量的水分，促进汗液和尿液

的排出，有助于调节体温。

(6) 预防心脏病。类似心绞痛、心肌梗死这样的疾病，大多是由血液的黏稠度高而引起的。当人熟睡的时候，因为出汗，而使身体的水分减少，血液中的水分也会减少，则血液的黏稠度会增高。睡前喝一杯水，能够降低血液的黏稠度，减少心脏病突发的危险。

(7) 与癌症抗争。白开水有助于加速肠道的蠕动，排出肠道内的有毒物质，减少对人体有害的物质停留在肠道内。研究表明，每天喝 4 杯水或者 4 杯水以上，比每天喝 2 杯水的人，患结肠癌的概率减少一半，同时患膀胱癌、输尿管癌和乳腺癌的风险都会降低。

(8) 预防胆结石。临床的医学和调查表明，得胆结石、肾结石和尿路结石的患者，每天的饮水量比一般人少。为了预防胆结石，每天至少要喝 6 ~ 8 杯水。

(9) 预防痛风。痛风是由人体内尿酸增多或排泄减少引起的，这使尿酸盐沉积在关节、肾脏等部位，是一种代谢性疾病。要预防痛风，要注意合理摄入营养和平衡膳食，同时也要多喝水，使尿酸能够通过肾脏排出。

2. 白开水的适合人群

白开水适合男女老少。

小孩子多喝白开水，有助于促进身体的新陈代谢，增强身体免疫功能，提高对抗疾病的能力。

中老年人多喝白开水，能够有效地预防心肌缺血、肺缺血、脑血管堵塞、心肌梗死等疾病。早、中、晚各喝一杯白开水，可有效地预防血黏度增高。

3. 如何饮用白开水

(1) 早晨空腹喝水。早晨空腹喝一杯白开水，或者在白开水中添加一些蜂蜜或者盐，能够快速地加强肠胃蠕动，把身体内的垃圾、毒素和代谢产物排出体外。对于老年人来说，一杯白开水不仅能够稀释血液，降低血黏稠度，促进血液循环，还可以防止心脏病等“高峰期”的心脑血管疾病的发生。

(2) 餐前喝白开水。餐前喝一杯白开水，有利于减轻饥饿感，可以减少食物的摄入量，同时也补充了身体所需要的水分，加速新陈代谢。

(3) 睡前喝白开水。睡前喝一杯白开水，有助于体内水分因为生理上的散发而减少，起到解渴、利尿的作用，也能够使皮肤变得光滑细嫩。

4. 喝白开水需要注意的事项

多喝白开水有益于身体健康，可是水要怎么烧，白开水又要怎么喝，这都是有讲究的。

(1) 喝水要适度。每个人每天需要喝6～8杯水，水分补充不足会影响身体的健康，但是过量地饮水也会引起中毒。水占人体体重的60%～70%，而且在体内处于一个相对稳定的状态。人体细胞的细胞膜都是半透膜，水能够自由渗透细胞膜，如果饮水过量，血液和间质液就会相互补充衡释，降低细胞的渗透压，水就会渗透到细胞内，使细胞肿胀而发生水中毒。脑细胞一旦水肿，脑中的压力就会增高，导致头昏脑涨、头痛、呕吐、乏力、视力模糊、嗜睡、呼吸减慢、心律减速的症状出现，严重的会产生昏迷、抽搐甚至危及生命的现象。

水中毒在日常生活中时常会发生。在炎热的夏季，在大量出汗之后，身体内部的钠盐等也随之丢失，此时如果大量饮用白开水而不充分补充身体缺失的盐分，则会出现肌肉抽搐或者痉挛性头疼。

(2) 不喝生水，喝新鲜开水。喝生水的害处很多，用于给水消毒的氯气和未烧开的水中的残留有机物相互作用形成的物质，会增加患膀胱癌、直肠癌的机会。白开水经过煮沸的程序，将水中的细菌杀死，除去其中的有害物质。沸腾的水没有细菌，而且水中的氯气以及一些有害的物质也随之挥发了，同时又保持了水中人体所必需的营养物质。水不是烧得越久越好，烧的时间越久，水中无挥发性的有害物质和亚硝酸盐就会因为水的蒸发而浓缩，导致水中有害物质的浓度相对增高。因此，水沸腾后2～3分钟最好。

(3) 杜绝开水重复利用，重复煮沸。家庭中的老人，为了节水，经常喝剩下的开水，久置的白开水中，含氮有机物会被分解成亚硝酸盐，同时，微生物的介入会加速含氮有机物的分解。亚硝酸盐具有很强的与体内血红蛋白结合的能力，妨碍血液正常的运氧功能，放置时间过长的水不仅使各种矿物质流失了，而且含有会引起身体中毒的有害物质。

也有老人把剩下的开水重新加热、煮沸，这样的开水会造成水中的亚硝酸含量超标，对人体有益的矿物质也同样会流失。水中的亚硝酸过量或超标，进入人体后，可不同程度地引起人倦怠、乏力、昏迷、全身青紫、血压下降、腹痛、腹泻、呕吐等症状，甚至会引起恶性疾病。

面包排毒素

面包，是一种用五谷磨粉经发酵而制成的食品，主要原料是小麦粉，辅料为酵母、鸡蛋、油脂、果仁等，加水调制成面团，经过发酵、整形、成形、焙烤、冷却等一系列过程加工而成，主要的种类有白面包、褐色面包、全麦面包、黑麦面包、酸酵面包和无发酵面包等。

市场上面包的种类越来越多，面对琳琅满目的面包，人们开始眼花缭乱，不知道如何挑选。大多数人在挑选面包的过程中，考虑的最多的是自身的饮食习惯与特殊口味，对于面包的种类却了解不多。

许多种类的面包都有益于身体的健康排毒。

1. 黑麦面包

黑麦面包与全麦面包一样，是最为健康的食物之一。黑麦面包含有丰富的膳食纤维，能够促进排毒清肠，而且还容易使人产生饱腹感，减少饮食的摄取量。由黑麦制成的面包相对全麦面包而言，有低糖、高钙、富含硒的优点。

2. 俄罗斯大列巴

俄罗斯大列巴的主要成分是面粉和麦芽糖，其中脂肪含量非常低，且含有丰富的膳食纤维，能促使身体毒素有效地排出。

3. 意大利面包

意大利面包的做法仅仅是在面粉中加入一点盐和酵母发酵而成，不含有任何的糖分和脂肪，口感上较为清淡，不咸不甜，有助于保持身体的健康。

4. 坚果圈

在面包中加入大量葵花籽或杏仁片等坚果，增加了膳食纤维、不饱和脂肪酸和矿物质的含量，提升了健康的功效。

特别注意：丹麦面包不利于身体的健康排毒。丹麦面包制作的主要特别之处在于在面包中加入了 20% ~ 30% 的黄油，有助于形成特殊的层状结构，经常用来制作牛角面包、葡萄干扁包、巧克力酥包等。丹麦面包虽然口感柔软，十分美味，但其中含有很高的热量和大量饱和脂肪，对于心血管疾病患者非常不利。

在选择健康的有助于排毒的面包的前提下，吃也有特别要注意的事项，从而提高面包对身体的排毒作用。

(1) 如何选面包。中国人选面包的原则一般是“软、甜、细”，但真正健康的面包排毒的原则应该是“硬、淡、粗”。

(2) 面包如何保鲜。一般人选择把面包放在冰箱的冷藏室，但是面包

 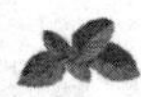

在冷藏之后容易变干、变硬，而且容易掉渣。众多数据表明，21℃～35℃是最适合的保存面包温度。

(3) 面包何时吃最好。购买面包最好在2天之内吃完，常温下只需要把袋口封严即可。如果面包要存放一星期以上，应该把面包封严放在冷冻室，拿出后在微波炉中化冻到室温即可。

刚出炉的面包看上去新鲜诱人，但是经过发酵的东西不能立刻食用。刚出炉的面包还在发酵，吃进去容易引发肠胃的不适，大约放置2小时后再放心食用。

(4) 吃面包不要剥皮吃。面包在烘烤的过程中，面包皮上会产生一种激活抑制自由基活性酶的物质，具有抵抗癌症、延缓衰老的作用。

(5) 烤面包相当有讲究。面包烤着吃有利于散发面包的香气，而且面包的表面也变得酥脆。烤面包一定要控制好温度和时间，时间控制在1～2分钟，面包表皮微微发黄就可以，如果将面包烤到发黑后再食用，就不利于人的身体健康。

坚果排毒素

现代社会的人，尤其是女性，为了保持身体的健康和身材的苗条，排出体内多余的毒素，主食吃得少，零食也基本不碰，生活少了一些基本的乐趣。有时候，午后无聊，嘴最馋，心情又纠结又难过。其实，美味的坚果不但能够帮助排出人体内的毒素，增强身体对疾病的抵抗能力，还能够帮助减肥瘦身，享受生活的美好。

坚果是闭果的一个种类，坚果里包含了众多种类，常见的坚果有开心果、大杏仁、南瓜子、腰果、葵花籽、松子、花生和核桃等，这些坚果虽然体积不大，但是它们饱含不饱和脂肪酸、亚麻酸、亚油酸和蛋白质，不仅仅能够排毒助脑，而且还能够帮助减肥。

1. 开心果

开心果有着非常丰富的油脂和营养，果仁中含有维生素 E，被古代波斯国国王成为“仙果”，有增强体质，延缓衰老的作用，同时开心果中的油脂有助于润肠通便和身体排毒。

2. 大杏仁

大杏仁，在新疆地区一般被称为巴旦木。巴旦木不是杏，而是属于桃属中扁桃亚属的植物，果实的仁味要超过杏仁和核桃，有一股特殊的甜香风味，长期食用，有助于增强身体的抵抗力，增强睡眠的质量。

3. 杏仁

杏仁中富含纤维素和丰富的亚油酸、黄酮等多酚类物质，科学研究证明，一把杏仁与一个橙子或者苹果的纤维素含量是对等的，这些物质有助于降低血液中和组织中的胆固醇类和脂肪类物质的比例，促进全身的血液循环，促进排毒机能的有效运行，同时，杏仁含有丰富的脂肪油，提高大肠内黏膜的润滑作用，有助于通便排毒，改善便秘的症状。

4. 腰果

腰果中 21% 是蛋白质，含油率达到 40%，各种维生素的含量也很高，是一种名贵的干果。在常见的坚果中，腰果的热量是比较低的，因为腰果含有丰富的矿物质和脂溶性维生素，有着良好的软化血管、去除血液杂质的作用，可预防心血管疾病；并且，腰果含有丰富的油脂，起到润肠通便的作用；腰果中含有的大量铁元素，有效地促进全身的血液循环。

5. 核桃仁

核桃仁是所有坚果中不饱和脂肪酸、蛋白质、脂溶维生素、纤维素等最高的坚果，不饱和脂肪酸能够有效地促进脂肪新陈代谢，降低胆固醇在组织和血液中的含量；核桃仁中的磷脂成分能够增加细胞的活性，对于保护脑神经功能有着重要的作用。此外，核桃仁中所含的钙、镁、胡萝卜素及多种维生素也有助于便秘。但是，核桃也是所有坚果中脂肪含量最高，热量最多的，不适合大量食用。

6. 花生

花生中的不饱和脂肪酸，能够促进体内的脂肪代谢，同时丰富的维生素 E 和维生素 K 能够促进细胞的新陈代谢，同时花生中含有的丰富纤维素，具有良好的降低胆固醇、润肠通便的作用。适量地食用花生，既能够有效地控制体重，也能有滋补益寿的作用，有助于降低癌症和心脏病的发病概率。

7. 瓜子

瓜子中含有丰富的不饱和脂肪酸，其中亚油酸占到 50%，这种物质有助于调节生理机能，具有预防便秘，降低血液中的胆固醇的作用。

南瓜子具有南瓜的天然降血压降血脂成分，对于维持人体健康和体内循环代谢起到非常重要的作用。

葵花籽是一种非常健康的坚果，未经过加工的葵花籽中含有丰富的亚油酸、亚麻酸和维生素、蛋白质、脂类，促进人体每天的新陈代谢有规律地进行。然而，人们习惯食用炒制的葵花籽，经过炒制的葵花籽的热量很高，容易引起上火。

坚果排毒法小提示

尽量食用天然的未经加工过的坚果，这样坚果中的营养物质不会流失，也不容易导致发胖。

瓜子等脂肪量较高的坚果，建议作为午后的零食食用，但食用量不要超过 10 克；核桃每天吃 2 ～ 3 个，尽量在中午 12 点之前食用。

在饭前食用坚果，有助于降低食欲，减少主食的摄入量；晚上不要食用坚果，避免热量消耗不完全而引起肥胖；坚果的食用时间一般在早上 11 点至下午 15 点为最佳。

坚果每天的食用量要控制，过多地摄入坚果，容易导致肥胖；肠胃功能不好的不适合油脂含量高的坚果，每天建议食用数量不超过 15 克。

生姜排毒素

生姜，别名有姜根、百辣云、勾装指、因地辛、炎凉小子、鲜生姜、蜜炙姜等，从这些别名中，不难看出生姜的各种习性特征。民间也常有各种有关生姜的谚语，比如“家备小姜，小病不慌”“夏季常吃姜，益寿保安康”“冬吃萝卜夏吃姜，不劳医生开药方”“四季吃生姜，百病一扫光”以及“早吃三片姜，胜过人参汤”等，民间谚语表明了生姜具有良好的排毒保健的功效，生姜在中医学中非常出名，姜的根茎、栓皮和叶子均可作为药材。

现代社会中，身体有畏寒现象，体质虚寒的人越来越多，这其中有着多方面的原因，比如夏天非常炎热，人们长期待在空调房里，寒气在体内慢慢累积；冬季的时候，天寒地冻，寒气侵体；现代人缺乏运动，学习和工作的压力过大；同时人们喜欢吃凉性、寒性的食物，这些原因都会引起人的体质越来越虚寒，从而导致身体出现了许多疾病。

在日常生活和日常饮食中，只需要有意识地多食用生姜，便能改善这种现象。人体在进行正常的新陈代谢生理功能的时候，身体中会产生一种有害物质——氧化自由基，这种物质会促使机体出现衰老的迹象，甚至引发癌症。生姜中的姜辣素被食用进入体内后，会产生一种抗氧化酶，抗氧化酶具有很强的对抗氧自由基的本领。因此，吃生姜有助于抵抗衰老，口服姜后，人体慢慢吸收生姜中的物质，皮肤从体内向外微微发汗，自然而然地排出毒素，有助于减少正常皮肤组织损伤。

生姜，味辛，性微温，含有具有多种芬芳挥发油，具有强心、健脾胃、祛散寒气，促进血液循环的作用，拥有利于毛囊孔开放和皮脂分泌物的排出等功效。生姜辛辣，能够让身体产生热量，并且提高身体的新陈代谢的功能，消化体内多余的热量，排除体内的毒素，有助于排便。

生姜对于人体排毒有很大的作用，生姜的香气能够调节人体的消化系统，促进食欲的增加，有助于通过消化系统排出身体中的毒素，而生姜本身能够促进血液循环，具有“发汗”的作用，有助于人体通过血液和汗腺将体内累积的毒素排出体外。

美味又养生的生姜，除了具有排毒的作用，还能够预防治疗各种疾病。

1. 治疗体质虚寒

立春的时节，一般是体质虚寒的人最难挨的关头，头痛、肩膀酸痛、女生痛经、心悸、脸色暗黄等各种不适的症状都会自动找上门，如果想要改善这种虚寒的体质，恢复机体的活力，最简单的办法莫过于食用生姜。

2. 治疗痤疮

姜既经济，又方便，能够有效地治疗痤疮，具体方法是每天口服生姜 10 ~ 20 克，或者用水煎服。在口服生姜的最初一段时间里，痤疮可能会加重，但坚持吃一两个月以后，痤疮会慢慢地消退，皮肤也会变得细腻光滑。

3. 预防胆结石

胆结石的成分主要是以胆固醇为主的“毒素”瘀积而结成的“石头”。生姜中含有的生姜酚能够有效地抑制前列腺素的合成，不只能够减少胆固醇的产生，还能把胆固醇排出体外，防止形成胆结石。

生姜浴是一种有效的排毒方式。生姜浴的主要原料是生姜精，一般的做法是先将生姜切成薄片，晾晒 3 ~ 4 天，然后加水煎煮至原先水量的一半即可，隔去生姜渣粹取生姜水，倒入浴缸进行沐浴，生姜中含有的营养物质会透过皮肤渗入人体，改善人体的免疫功能。生姜浴是一种适合于各种人群的营养和排毒并重的沐浴方法。

在进行生姜浴的时候试着加入一点鲜花和精油；或者在进行生姜浴的同时，通过全身按摩来辅助沐浴以达到更好的效果。此外，在进行生姜浴的时候加入醋和米酒效果更好。

泡生姜浴的时候，水位不要过胸口的位置，泡浴 5 分钟，休息 2 分钟，反复做 5 次，身体就会大量排汗，每个星期浸 1 次，每次 30 分钟就已经足够了。

不同的生姜，味道和功效也不相同。生姜根据采收的时间以及使用部位的不同，名称一般也不同，食用的生姜一般称为嫩姜和老姜。嫩姜，也称子姜，脆而少辣性，采收的时间最早，一般适合小炒或者腌渍后直接食用，味道偏香，辣味不重；粉姜是任其自由生长直到储存了充分的养分才采收的生姜；一般在超市买的是老姜，老姜的生长时间较长，外皮干皱，皮厚肉坚，辛辣味浓，具有良好的食疗价值；姜母则是种植超过 1 年，用于繁殖的种姜。

生姜排毒法的温馨小提示

姜，一直以药食俱佳见称，具有保健强身、养生益寿的作用。姜既然有一定的药理作用，当然也有一些用法和禁忌。

1. 生姜食用的时间

万物进食都有时间，古代的医书上曾经记载："一年之内，秋不食姜；一日之内，夜不食姜。"在秋天气候干燥、燥气伤肺的季节再吃辛辣的生姜，容易对肺部造成伤害，加剧人体失水的情况。此外，夜不食姜。生姜味辛性温，其中含有丰富的挥发油、姜辣素、树脂及淀粉等物质，能够加速血液循环，刺激胃液的分泌，刺激肠胃，促进消化。晚上吃姜，容易使人上火，劳命伤身。

2. 适宜使用生姜的人群

凡阴虚火旺、目赤内热的人，或者患有痈肿疮疖、肺炎、肺脓肿、肺结核、胃溃疡、胆囊炎、肾盂肾炎、糖尿病、痔疮的人，都不适合长期食用生姜。

阴虚体质的人不宜食用生姜。姜性辛温，表现为手脚心发热，皮肤干燥、心烦易怒，阴虚体质的人，也就是燥热体质，吃姜会加重阴虚的症状。

内热较重者不宜食用生姜。患有肺热燥咳，胃热呕吐，口臭，痔疮出血，痛疮溃烂等疾病的人不宜食用生姜。

肝炎病人不宜食用生姜。常吃姜容易引起肝火旺，此时若配合山楂茶或者菊花茶，便可以消除生姜引起的燥热。

3. 生姜食用并非多多益善

夏天天气炎热，人们容易产生口干、烦渴、咽痛、汗多的症状，生姜性辛温，属于热性食物，根据"热者寒之"的食用原则，不宜多吃。生姜一次食用过多，容易吸收姜辣素，刺激肾脏，建议在做菜或者做汤的时候放几片生姜便可。

4. 勿食用烂姜

腐烂的生姜会产生一种毒性很强的物质，它能够使肝细胞坏死，从而产生致癌物质，诱发肝癌、食道癌等病症。

5. 生姜与酒勿同时食用

中医认为，长期吃姜，同时配合喝酒，容易在体内形成热气，会影响视力，还会加重痔疮。

蜂蜜排毒素

当今社会，各种食材中时常残存着农药等化学毒素，人类对此无法避免，没有办法切断毒素的来源，人们在日常生活需要适当的排毒，因此我们在日常生活中需要正确的排毒方法，而蜂蜜排毒法是一种简单、方便、经济的排毒方式。

蜂蜜是指蜜蜂从一般的开花植物的花朵中采取花的花蜜，然后在蜂巢中进行酿制而成的蜜。通常，蜜蜂在植物的花朵中采取含水量大约为 80% 的花蜜或者花朵的分泌物，存入胃中，通过蜜蜂体内自身的多种转化酶的作用，大约经过半个月的时间反复酝酿各种维生素、矿物质和氨基酸，等到这些物质达到一定数量的时候，蜜蜂把花蜜中的多糖转变成人体可以直接吸收的单糖葡萄糖和果糖，然后把水分含量少于 10% 的蜂蜜存贮到巢洞中，用蜂蜡密封。

1. 食用蜂蜜的益处

蜂蜜是一种营养丰富、芳香甜美的天然的碱性食品，味道甘甜，性平和。《本草纲目》中有记载，蜂蜜有清热、解毒、补中、润燥以及止痛五大功效。古代医书也指出，长时间食用蜂蜜，有助于明耳明目，强健身体，具有养阴的作用，适用于虚弱的体质；同时也有助于治疗肺部的燥热，及时补充消耗的肝糖原，排出肝脏积累的毒素，有利于保护肝脏。

蜂蜜有强大的保健功能，食用蜂蜜有助于排毒。

（1）蜂蜜具有良好的杀菌作用，经常性地食用蜂蜜，有助于在口腔内起到杀菌消毒的作用。

（2）蜂蜜中含有多种酶和矿物质，食用蜂蜜能够迅速补充身体的体力，消除由于学习和生活产生的疲惫感，增强抵抗疾病的能力。

（3）蜂蜜进入血液中后，能够有效地改善血液的成分，增强心肌功能，有助于调节血压，促进大脑和心血管功能的运作。

（4）曾经有学者，调查200名百岁以上的老人，200人中有143人是养蜂人，因为蜂蜜对人体进行一个综合调理，有助于促进长寿；同时，蜂蜜对肝脏有保护作用，能促使肝细胞再生，对脂肪肝的形成有一定的抑制作用；并且，蜂蜜也能够起到润肠通便的作用。

2. 食用蜂蜜的时间

食用蜂蜜对身体有莫大的好处，那么什么时间喝蜂蜜水最好呢?

（1）早晨食用蜂蜜。有助于快速地补充身体的机能，使一整天的学习和工作都具有充足的精神。每天早晨起床后，在凉开水或者温开水中加一勺蜂蜜，空腹喝下即可。但是，空腹喝蜂蜜水，会使体内的酸性增加，本身肠胃不好的人则容易引起腹泻、肠胃炎等症状，最好用大约30℃的水泡着喝。

（2）午后食用蜂蜜。每天下午2时至4时的时间正处于午餐和晚餐之间，也正是身体消耗最大，且处于最疲劳的时候，这个时候人体往往处于一个“饥饿”的状态，此时喝一杯温热的蜂蜜水，既可以使混沌的大脑清醒，又能够补充糖分和能量，为之后的学习和工作提供活力和能量。与此同时，蜂蜜水配合酸奶或者果汁混合食用，补充身体缺失的营养物质。

(3) 睡前食用蜂蜜。在中医里有一句话："朝朝盐水，晚晚蜜汤"，意思是早晨起床空腹喝盐水，晚上睡前喝蜂蜜水。蜂蜜中含有丰富的葡萄糖和维生素，这些物质有助于调节大脑的神经系统功能，缓解神经紧张，促进良好睡眠，睡前喝一杯蜂蜜水，有助于舒缓情绪，提高睡眠的质量。

(4) 饭前食用蜂蜜。研究数据表明，蜂蜜在饭前 1 ~ 1.5 小时食用较为适宜。蜂蜜对于胃酸的分泌具有重要的影响，胃酸分泌过多或者过少的时候，蜂蜜具有积极的调节作用，使胃酸的分泌活动正常化，减少食物对胃黏膜的刺激。胃酸过多或者患有肥大性胃炎、特别是胃和十二指肠溃疡的人，最适宜在饭前 1 个半小时的时候食用温水泡杯蜂蜜水，不仅能够抑制胃酸的分泌，而且能够使胃酸水平明显降低，从而减少食物对胃黏膜的刺激；而胃酸缺乏或萎缩性胃炎的人，应该在食用蜂蜜水后立即进食。

(5) 饭后食用蜂蜜。蜂蜜对于胃肠的功能具有调节作用，能够使胃酸分泌趋于正常。在进食后，尤其是饱腹之后，胃部的消化功能容易下降，大肠的蠕动变得缓慢，饭后喝一杯蜂蜜水，有助于消化吸收，显著缩短排便的时间，从而消除体内的毒素。胃肠道疾病的患者，应该根据病情确定食用蜂蜜的时间。

3. 食用蜂蜜的方法

蜂蜜的吃法有很多种，搭配牛奶、面包、茶、粥类、清汤、豆浆等都可以。

(1) 水 + 蜂蜜。蜂蜜水是一种最平常、简单的吃法，蜂蜜含有大量能够被人体轻易吸收的氨基酸、酶、激素、维生素及糖类，既有润肠通便的作用，又有助于预防感冒、清除体内毒素。为了保证蜂蜜的原生态的营养以及不破坏蜂蜜的成分，最好用 40℃以下的温开水或者白开水稀释后

食用。

(2) 牛奶＋蜂蜜。牛奶中含有丰富的钾元素，而蜂蜜中含有丰富的镁元素。研究表明，钾元素有助于缓解情绪，抑制身体的疼痛，防止感染；镁元素则有助于具有神经刺激作用的活性物质维持在正常水平，能帮助身体进入放松的状态。

(3) 柠檬＋蜂蜜。蜂蜜具有排出身体残余的毒素、美容养颜的功效，而柠檬有助于清肠减肥，两者结合，排毒效果事半功倍。柠檬中富含维生素 C 和各种酸性物质，经过与蜂蜜的合理调配，特别适合用于清肠减肥。

(4) 蜂蜜＋揉搓腹部。每天清晨起床之前，先平卧在床上揉搓腹部，以肚脐为中心，在肚脐及其左、右、上、下各个部位，逆时针 5 次，再顺时针 5 次，依次进行揉搓。大约揉搓半个小时后起身，喝一杯蜂蜜水，有助于身体排毒。

(5) 蜂蜜＋姜。把 10 克的生姜磨成糊状，放进玻璃杯中，注入滚烫的热开水，然后加一勺蜂蜜，搅拌均匀后食用，帮助身体排毒。

(6) 蜂蜜＋雪梨。蜂蜜中的营养成分特别丰富，主要有葡萄糖和果糖，含量高达 70%，此外，还有蛋白质、氨基酸、维生素 A、维生素 C、维生素 D 等，有助于缓解秋天气候干燥，达到润肺润燥的功效。基本做法是，把 1 ~ 2 个雪梨，削皮去核切块，加少许水，用文火隔水炖约 1 小时，取出等待变凉后加入 2 勺左右的蜂蜜，搅拌均匀即可食用。

4. 食用蜂蜜的适用人群

一般的人群均可食用，尤其适宜老人、小孩食用；适宜生长发育期的儿童食用；适宜肺燥咳嗽、干咳无痰的人食用；宜身体虚弱者、生病后、产妇便秘时食用；适宜高血压、心脏病、冠心病、肝脏病人食用；适宜神经衰弱、失眠患者食用。

以下人群不建议食用蜂蜜。

（1）糖尿病患者不建议食用蜂蜜。

（2）肝硬化患者不建议食用蜂蜜，蜂蜜会加重肝脏的纤维化。

（3）未满一岁的婴儿不建议食用蜂蜜。蜂蜜在酿造、运输与储存过程中，容易受到肉毒杆菌的污染。未满一岁的婴儿由于身体的抵抗力较弱，肉毒杆菌被食入后，容易在肠道中繁殖，并产生毒素，而婴儿肝脏的解毒功能不强，因而易引起肉毒杆菌性食物中毒，出现迟缓性瘫痪，哭声微弱，吸奶无力，呼吸困难等症状。小于6个月的婴儿更容易感染此病，中毒的症状常发生在食用蜂蜜或含有蜂蜜的食品后的8～36小时，中毒的症状主要表现为便秘、疲倦、食欲减退。

5. 食用蜂蜜的禁忌事项

（1）食用蜂蜜，应该用温开水或者白开水冲服，不能用沸水冲，更不适合煎煮。

（2）蜂蜜不能够盛放在金属的器皿中，否则会增加蜂蜜中重金属的含量。

（3）勿空腹食用蜂蜜。空腹喝蜂蜜水容易增加体内的酸性，时间长了就会导致胃酸过多而出现胃溃疡或十二指肠溃疡等病状。

（4）蜂蜜不能与葱一起食用。蜂蜜中的有机酸、酶类遇到葱里的含硫氨基酸等，会发生生化反应，产生有毒的物质，刺激肠胃道而导致腹泻等病状。

（5）蜂蜜不能与感冒药一起食用。很多感冒药，比如泰诺、快克、感立克、感冒清等都含有乙酰氨基酚，它遇到蜂蜜会形成一种复合物，影响身体对感冒药的吸收，从而减弱感冒药的作用。

牛奶排毒素

牛奶，顾名思义，是从奶牛身上挤出来的奶，是最古老的天然饮品之一，有“白色血液”的美称，表明对人体的重要性。牛奶味甘，性微寒，人体摄入后入胃、肺、心，具有生津润肠、强健肺胃的功效，一般多用于久病体虚、气血不足、营养不良、消渴、便秘的症状。

1. 牛奶排毒法的原理

牛奶含有丰富的营养物质，牛奶中的钾元素有助于保持动脉和血管的稳定，减少大脑中风的危险；牛奶中的酪氨酸能促进血清素的增长，促进血液的循环，排出体内累积的毒素；牛奶中含有丰富的钙质，帮助消化吸收；而牛奶中含有的丰富蛋白质，则是阻止人体吸收食物中毒的有效途径，能增强身体的免疫系统，阻止恶性细胞的增长。

牛奶排毒，最主要针对的是体内的重金属盐类的毒素，比如汞盐，含镉等金属盐类。重金属盐类与体内的蛋白质有很强的结合性，结合后容易使蛋白质变性，产生对人体有害的物质。及时地食用牛奶，重金属盐类会首先与牛奶中的蛋白质发生结合，这样人体内的蛋白质就处于一个相对安全的位置了。

现代女性都希望拥有好的容颜，除了补血之外，排毒工作也是不可忽视的一个环节。毒素，在体内积累过多不仅仅会影响皮肤的状况，也会影响身体的健康。牛奶排毒法是一种节约时间和精力，又能够帮助身体补充足够的营养。牛奶中含有丰富的蛋白质、钙、矿物质等物质，对于人的身体健康有着相当大的益处，而且还具有排清肠毒、平坦小腹的作用。

从营养学的角度来说，牛奶中含有丰富的乳糖，能够增加人体对钙质和铁元素的吸收，加强肠胃的蠕动功能，增加排泄的欲望，起到利尿排便的作用，因此喝牛奶有助于保护人体的肠道。

2. 牛奶排毒法的宜忌人群

一般人群均可食用牛奶。

(1) 老年人、小孩，血压偏高的人群以及严重缺钙的患者适宜食用牛奶。

(2) 工作强度高压力大的人群，比如工作压力大的加班族适宜食用牛奶，牛奶有助于睡眠。

(3) 肠胃不好的患者，将牛奶作为正餐的辅助，营养又健康。

(4) 肝病患者适宜食用牛奶。牛奶中含有了几乎人体所需要的各种营养素：维生素 A、维生素 B_1、维生素 B_2、维生素 D，营养均衡，营养价值高而且容易被吸收。建议肝病患者每日饮用牛奶 250 毫升。由牛奶发酵而成的酸奶，营养成分没有任何损失，但牛奶中容易引起腹泻、腹胀的乳糖含量明显减少，因此酸奶既具有促进消化的功能，又可以起到改善肠道菌群的作用，非常适合肝病患者饮用。

以下人群不适宜食用牛奶。

(1) 虽然牛奶有很好的养胃的功效，但是患有腹泻、脾虚症、湿症等的患者在日常生活中不适合过量的饮用牛奶。

(2) 老年人不宜过多喝牛奶。牛奶以其营养丰富、含钙量高、机体吸收利用率高等优点被公认为重要的补钙食物来源。然而，虽然牛奶是补钙的良好来源，但对于老年人来说，过多地饮用牛奶得不偿失，牛奶中的乳糖，极易沉积在老年人的眼睛晶状体，影响正常的代谢，而且牛奶中的蛋白质容易发生变性，导致晶状体的透明度降低，从而诱发老年性白内障的发生，或者加重白内障的病情。

(3) 牛奶过敏者不适宜饮用牛奶。个别人群体质不适宜食用牛奶，食用后会出现腹痛、腹泻的症状，严重过敏者会出现鼻炎、哮喘等症状。

(4) 乳糖不耐者不适宜饮用牛奶。个别人群体内严重缺乏乳糖酶，导致摄入的牛奶乳糖无法转化为半乳糖和葡萄糖供小肠吸收利用，而是直接进入大肠，导致大肠黏膜吸入大量的水分。因此，乳糖不耐症人食用牛奶要控制好用量，否则会引起胃胀和腹泻。

(5) 经常接触铅的人群不适宜食用牛奶。牛奶中的乳糖会促使铅在人体内的吸收和累积，从而引起铅中毒。

3. 牛奶排毒法的时间

(1) 早晨空腹喝牛奶。由于冷的刺激，肠道的运动加速，牛奶中含有大量的乳糖，人体在清晨的时候缺乏吸收牛奶所需的乳糖酶，因此乳糖没有进行消化就直接进入了结肠，而被迅速地排出体外。因此，早晨空腹喝牛奶具有通便的功效。

(2) 睡前喝牛奶。根据医学专家的研究发现，牛奶中含有两种催眠物质，一种是血清素合成的色氨酸，能够促进睡眠；另外一种则是具有类似麻醉镇静作用的天然吗啡类物质，在傍晚或临睡之前半小时饮用牛奶，有助于入眠。

4. 牛奶排毒法的注意事项

(1) 牛奶不宜久煮，加热煮沸即可。牛奶加热后，表面会有一层凝固的蛋白质，蛋白质一旦受热就会凝固。久煮会导致牛奶中的蛋白质受损，牛奶煮沸后容易粘在锅上，形成“奶垢”，其中含有大量钙质，从而造成严重的营养损失。实际上，一般的牛奶都经过超高温或者低温杀菌，在保质期之内无须加热可直接饮用。通常，牛奶消毒的温度要求并不高，70℃时用 3 分钟，60℃时用 6 分钟即可。牛奶如果煮沸，温度达到 100℃，牛奶中的乳糖容易焦化，而焦糖则会诱发癌症。并且，煮沸的牛奶会出现钙与磷酸结合形成沉淀的现象，从而降低了牛奶的营养价值。

(2) 喝牛奶最好不要加糖。蔗糖容易发酵，导致产生腹胀的感觉，而且蔗糖在肠道中分解出的酸性产物容易与牛奶中的钙质中和，从而影响钙的吸收。

(3) 牛奶不可与抗菌的药物同时服用。服用抗菌药前后的 2 小时内，食用牛奶会降低抗菌药物的吸收速度，影响药效的发挥。

(4) 牛奶不可放在阳光下暴晒。一般得知，多晒太阳是摄取维生素 D 的好方法，人体补钙的同时需要补充维生素 D。但是将牛奶放在阳光下暴晒，则使牛奶失去维生素 B_1、维生素 B_2 和维生素 C，这三种物质在阳光下容易分解，而乳糖在阳光下会发生酵化的现象，造成牛奶中营养的损失。

(5) 初次饮用牛奶要适量。初次饮用牛奶的人群要从小量开始，因为当体内的乳糖酶不足，过多、过快地饮用牛奶会引起腹泻、腹胀等症状。

蔬菜排毒素

环境的污染、长期的电脑辐射以及不良的饮食习惯和生活习惯等都有可能致使人体产生各种各样的生理垃圾，毒素一旦长期在体内堆积，就会引发记忆力减退、面色灰黄、便秘、痔疮等疾病。为此，如何排除身体内部的毒素成为现代人群非常关注的健康话题。

身体是最容易堆积毒素的，要想彻底清除这些毒素，饮食至关重要。

在日常生活中，我们常吃的蔬菜中就有不少具有解毒的功效。采用蔬菜排毒法，既简单易行，又没有任何副作用。食疗，无疑是最合适的排毒方式。那么，吃什么蔬菜有助于排毒呢?

1. 海带

海带是一种味咸，性寒的食物，有助于化痰、消炎、平喘、排毒、通便。海带中含有一种叫硫酸多糖的物质，能够清除吸附着在血管壁上面的胆固醇，并且把多余的胆固醇排出体外；海带中的含胶质成分阻止人体吸收铅、镉等重金属，促进体内的放射性物质随同尿液排出体外，排出毒素物质，有助于治疗动脉硬化，预防便秘和肠癌的发生；海带中含有大量的碘元素，被人体吸收后，促进体内的有害物质、病变物和炎症渗出物的排除；另外，海带表面上有一层白色粉末，这是极具医疗价值的甘露醇，具有良好的利尿作用，能够治疗中毒、浮肿等症状。

海带是一种理想的排毒蔬菜，适用于甲状腺肿大及碘缺乏引起的病症，也适用于高血压、动脉硬化，药物中毒和全身浮肿。海带凉拌和做汤都是较为常见的吃法，不过脾胃虚寒者和孕妇不宜吃过多的海带。

2. 香菇

香菇是世界上第二大食用菌，在民间素有“山珍之王”的美称，是一种生长在木材上的真菌，富含维生素 B 群、铁、钾、维生素 D，味甘，性平，营养丰富。香菇是高蛋白、低脂肪的营养保健食品，根据现代医学和营养学的深入研究，香菇中含有多糖，能够增强细胞的免疫能力，从而抑制癌细胞的生长；而香菇含有的脂肪酸，有益于降低血脂。

实验证明，香菇中含有一种抗病毒的干扰素诱发剂，能够有效地提高人体的抗病能力，预防流行性感冒等病症；同时也有显著的延缓衰老、防癌抗癌、降血压、降血脂、降胆固醇的功效。经常食用香菇，有助于预防人体，特别是婴儿因缺乏维生素 D 而引起的血磷、血钙代谢障碍导致的佝偻病。

3. 黑木耳

黑木耳味甘、性平，是具有排毒解毒，消胃涤肠，和血止血功效的最佳食物。黑木耳因生长在潮湿阴凉的环境中，具有补气活血、凉血滋润的作用，能够消除血液里的热毒。现代医学认为，黑木耳中含有一种植物胶质，具有较强的吸附力，能够把残留在人体消化系统的灰尘杂质集中吸附，再排出体外，从而起到清胃涤肠、排毒清胃的作用。黑木耳对于体内难以消化完全的谷壳、木渣、沙子、金属屑等具有强大的溶解作用，也能够化解胆结石、肾结石等。

黑木耳拿来清炒、凉拌、做汤均可，适合过多接触粉尘的人群。

4. 大蒜

大蒜中所含辣素的杀菌能力能够达到青霉素的十分之一，能起到预防流感和治疗感染性疾病的作用。大蒜中含有的大蒜素，能够与铅结合成为一种无毒的化合物，让体内铅的浓度明显下降，有效地防治铅中毒。

大蒜还能提高肝脏的解毒功能。一般都用作菜肴的配料。

5. 黄瓜

黄瓜味甘性凉，具有清热、解渴、利水、消肿的功效，有助于常见的喉痛、口渴或者痰多等症状，适用于肺、胃、心、肝及排泄系统状态不好的人。

黄瓜中含有丰富的纤维素，对促进肠蠕动、加快排泄有一定作用；而黄瓜中所特有的黄瓜酸，能够促进人体的新陈代谢，排出身体的毒素；黄瓜含有丰富的维生素 C，有助于美白皮肤，抑制黑色素的形成；黄瓜有利尿作用，能够清洁尿道，有助于帮助肾脏排出泌尿系统的毒素。

黄瓜适合用来凉拌，比如黄瓜木耳、蒜拌黄瓜等，脾胃虚寒的人可以清炒黄瓜，或者做黄瓜馅儿水饺。但黄瓜偏寒，脾胃虚弱、久病者应该尽量少食用。

6. 萝卜

胡萝卜是一种味甘、性凉，具有养血排毒，健脾健胃的解毒食物。胡萝卜与体内的汞离子结合，能够有效地降低血液中汞离子的浓度，加速体内汞离子的排出；而胡萝卜中所含的琥珀酸钾，有助于防止血管硬化，有益于降低血液中胆固醇含量。

白萝卜也具有上述功效。白萝卜味辛、性凉，具有良好的清热生津、消食化滞、顺气化痰的功效。白萝卜有很好的利尿效果，所含的纤维素也能够促进排便，利于减肥。

一般，萝卜可选择生食，打成汁或凉拌或腌渍均可。

7. 菠菜

菠菜中含有一种类似于胰岛素的物质，能够有效地保持血糖稳定，清理人体肠胃中的热毒，有效地防治便秘；并且，菠菜中含有丰富的维生素和抗氧化剂，有助于夜盲等维生素缺乏症的治疗，还对抵抗衰老、促进细胞的繁殖有帮助作用，同时能防止大脑老化。

菠菜选择凉拌或者小炒均可。

8. 南瓜

南瓜中富含果胶，能够延缓肠道对糖和脂质的吸收，也可以清除体内重金属和部分农药的含量，有防癌防毒的功效；南瓜还有消除致癌物质亚硝酸胺的突变作用，可以防治高血压、胆结石、糖尿病等病状以及其他的肝肾病变，帮助肝、肾功能，提高细胞的再生能力。

一般，蒸酿老南瓜广受人们的欢迎。蒸酿老南瓜的一般做法是先在锅内的开水中投入南瓜块，煮至八成熟，捞起、沥干；鸡肉泥混合韭菜花粒、姜、盐、味精、生粉拌成馅料，摆入南瓜、火腿片，一起蒸 8 分钟后拿出；然后烧锅下油，调入盐、味精、白糖，淋入熟鸡油，浇在蒸好的酿南瓜上即可。

9. 芦笋

芦笋味甘性寒，其中所含有的天门冬素有清热利尿的功效，帮助排出体内多余的水分和毒素，有助于缓解口干、烦热的症状。

芦笋中含有丰富的水溶性维生素，过度烹饪容易使这些维生素流失，因此适宜芦笋的烹饪方法是焯水后清炒或者凉拌。

10. 苦瓜

苦瓜味苦、性平，是一种能够解毒排毒、养颜美容的食物。苦瓜中含有一种具有明显的抗癌功效的活性蛋白质，能够激发体内免疫系统防御功能，增加免疫细胞活性，清除体内的有害物质。

水果排毒素

每个人都离不开食物，但很多人不知道，我们每天在摄入食物的时候，同时会使身体里累积许多废物和毒素。如果这些毒素被大肠吸收，则会直接影响身体的健康。正因为如此，身体需要定期清除毒素。一般人都知道，一旦毒素在体内积聚就会引起一些棘手的疾病，所以日常生活中，人们都特别注意排毒，但是有些人并不知道“毒素”到底是什么，少许人会盲目地追随电视广告的说法，选择洗肠或者服用药物来进行排毒，却不知道这确确实实是一个严重的错误，这样做不仅有害于身体的健康，而且更容易引发更多的疾病。

“毒素”包括了各种对身体健康不利的物质，既有外界环境带来的，

也有身体自身产生的。医学上认为，体内的湿、热容易堆积成“毒素”，人体内的脂肪、蛋白质和糖分等在新陈代谢的过程中产生的废物，肠道内食物的残渣腐败后的产物也是身体内部毒素的主要来源。

我们在尽力改变外界环境的同时，也要有意识地选择一些排毒的水果，这才是清除毒素的正确方法。

水果是纯天然的食物，含有丰富的糖类、维生素、淀粉以及多种矿物质，能够满足生命活动的基本的需求。现代社会的人群或多或少地存在着一些肠道脂肪堆积、废物堆积，血液黏稠，体内酸性过高的情况，水果排毒法在最短的时间内可以对身体做一个全面的清洁。水果中丝毫不缺乏天然的排毒剂，而且安全，没有任何副作用。当然，不同水果的排毒功能是不同的。

1. 苹果

人们在日常生活中常吃的苹果中富含丰富的膳食纤维，每个苹果中大约含有 5 克的纤维素，膳食纤维是有利于肠胃蠕动的物质，对于人体排毒有很大的作用；苹果中丰富的果胶属于可溶性的纤维素之一，能有效地清除残留于肠道、胃腔内的一些有害物质和毒素，避免毒素被吸收；苹果中含有维生素 A、维生素 B_1、维生素 B_2、维生素 C、维生素 E、苹果酸、柠檬酸、葡萄糖、纤维素及多种矿物质，有利于消除身体的疲劳；苹果中的钙有助于代谢身体内的多余盐分，消除由于盐分高而形成的浮肿；而苹果中丰富的钾元素，不仅仅能够缓解身体因为摄取过量的钠而引起的水肿，也有利尿的作用。

食用苹果的最好时间在于早晨起床到中午吃饭之前的时间。

2. 樱桃

樱桃是目前社会上公认的有利于去除人体毒素和不干净物质的水果，对于排解肾脏里的毒素起到重要作用，同时还有温和的通便作用。

选择樱桃排毒的方法时，选择大约 200 克的新鲜樱桃，果实饱满又结实的，并且带有绿色的梗，清水洗净后直接食用；也可以去除樱桃的果核，与酸奶一起放入果汁机，均匀搅拌，做成樱桃酸奶，味道可口，而且有助于排解人体肾脏内的毒素。

3. 草莓

草莓是一种不能被忽视的排毒水果，热量不高，而且含有丰富的维生素 C，有助于清洁肠胃道，并且养护肝脏。草莓中含有丰富的膳食纤维和果胶，帮助消化吸收，对于通便，调节人体胆固醇和脂肪的含量具有巨大的作用；同时，草莓中含有一种天冬氨酸的物质，有助于去除体内的毒素，具有排毒养颜的作用。

食用草莓的方式，一般是一边吃草莓一边喝酸奶，也可以把草莓榨汁，配合酸奶混合食用。

4. 荔枝

荔枝味甘、性温，是一种有助于解毒止泻排毒养颜的理想食物，利于改善肝脏的功能，加速毒素排出体外，促进体内细胞生成，适合皮肤干燥者，特别适合由于经常性熬夜引起的肾虚等症状。

5. 葡萄

肝脏是人体中重要的解毒器官，体内的各种毒素经过肝脏的一系列的化学反应之后，便能够转化成无毒或低毒的物质。深紫色的葡萄能够有效地促进肠内黏液的形成，对于清除肝脏、肠胃和肾内的垃圾具有明显的效能，并且帮助肝脏长期保持健康的状态，改善自然排毒的过程。

葡萄唯一的缺点在于热量过高，40 颗葡萄相当于 2 个苹果的热量。

6. 山楂

山楂性味酸甘、微温，含有丰富的缘酸、苹果酸、抗坏血酸、糖和蛋白质、碳水化合物等，有助于降低血压，促进肠胃的消化，对于肉食和油脂性食物有着超大的分解和吸收能力。山楂含有丰富的膳食纤维，膳食纤维能够有效地促进肠道的蠕动和消化腺的分泌，有利于食物的消化和体内废物的排泄。

山楂味道过酸，直接食用，对味蕾的刺激作用过大。最适合做成不同口味的山楂茶或者山楂脯和山楂糕等零食。

7. 柠檬

柠檬含有丰富的维生素 C、维生素 B_1 和维生素 B_2 以及丰富的有机酸、柠檬酸、烟酸、糖类、钙、磷、铁等多种营养成分，有效地帮助肺部排毒，改善血液循环，帮助人体排毒，促使全身的循环正常运行。

柠檬有很强的杀菌作用，起到降低血脂和胆固醇，促使胃肠的蠕动，增加胃中蛋白质分解酶的分泌，促进身体的新陈代谢，有助消化吸收，同时具有美容作用，消除皮肤色素的沉淀，使肌肤呈现光洁柔嫩。

柠檬排毒法特别简单，把柠檬切成薄薄的一片泡在水中，柠檬水可以解渴，餐后喝点用鲜柠檬泡的水，非常有助于消化，但柠檬味酸，胃酸过多的人不宜饮用。

8. 葡萄柚

葡萄柚含有丰富的维生素 B_1、维生素 B_2 和维生素 C 以及丰富的柠檬酸、钠、钾和钙，有助于促进肉类的消化，避免人体摄入过多的脂肪；葡萄柚中的酶能够影响人体自然利用和吸收糖分的方式，使糖分不能轻易转化为脂肪贮存在体内。

食用葡萄柚，最好的时间是在晚饭过后半个小时，不仅可避免摄取过多的营养，而且能加速体内脂肪的分解。

9. 西梅

西梅中含有有助于排毒通便的高纤维，抑制有害物质在大肠内的繁殖，减少有害物质和毒素在肠道内的堆积，保持肠道的畅通，有助于排便。

10. 菠萝

菠萝中含有丰富的菠萝蛋白酶膳食纤维，能够有效地分解蛋白质、溶解脂肪，能够带走肠道内多余的脂肪及其他有害物质，减少人体对脂肪和有害物质的吸收，预防、缓解便秘的症状。

菠萝的食用方法很简单，去皮后用盐水浸泡，直接作为主食食用，或者把菠萝肉切成粒状，混入奶酪里，冰冻后食用。

11. 香蕉

香蕉含有了所有的维生素和矿物质，而且食物纤维的含量十分丰富，热量却很低，1 根香蕉的热量只有 364 焦耳而已。香蕉具有润肺止咳、清热解毒、助消化和滋补、润肠通便的作用。

香蕉能够当成主食食用，因为香蕉容易让人产生饱腹的感觉，又含有丰富的钙及维生素，能够有效地缓解身体的浮肿问题，但最好搭配蔬菜一起食用，以营养高而热量低的蔬菜最好，补充身体没有摄取到的营养成分。

12. 火龙果

火龙果中含有丰富的维生素 C 和水溶性膳食纤维，具有减肥、降低血糖、润肠的作用，能够促进身体排毒起到瘦身作用。

身体排毒是一个循序渐进的过程，不要急功近利，适量才是最好的，任何水果吃太多的话，都会产生过犹不及的效果。

冰糖排毒素

糖在人们的日常膳食中是必不可少的调味品之一，常用的有白糖、冰糖、红糖这几种，一般是从甘蔗和甜菜中提取的，冰糖是砂糖的结晶再制品。自然生成的冰糖有白色、微黄、淡灰等色，由于它的结晶如冰状，所

以命名为冰糖。

许多人认为冰糖和白糖是一样的，其实不是，冰糖和白糖的外表不同，生产方式不同，功效也不尽相同。

白糖、冰糖都是从甘蔗和甜菜中提取的，都属于蔗糖的范畴。白糖是红糖经过洗涤、离心、脱光等几道工序而制成的；冰糖则是白糖在一定的条件下，通过重结晶后而形成的。

白糖性平，纯度较高；冰糖是用白糖溶化成液体，经过烧制，去除杂质，蒸发干水分，在40℃左右条件下自然结晶而成，或者冷冻结晶而成。质量好的冰糖，呈现均匀的清白色或黄色，半透明，有结晶体光泽，质地纯甜，无明显的杂质。

在功效方面，适当地食用白糖有助于提高身体对钙的吸收，过多食用会妨碍钙的吸收；冰糖润肺止咳，对于肺燥咳嗽、干咳无痰、咯痰带血都有很好的治疗作用，一般人不宜过量食用。

冰糖以透明质量最好，纯净，杂质少，口味清甜，可做药用，也可食用。冰糖排毒法一般是以冰糖为一种辅佐的材料，配合水果的用法，能够有效地排出体内累积的毒素。

冰糖排毒的食用方法有很多种。

1. 冰糖＋山楂

山楂30颗，文火煨黄、煮汤，加入少量的冰糖即可。每次食用1碗，有助于消食开胃，治疗口臭，治疗长期失眠。

2. 冰糖＋雪梨

雪梨，味甘，性微酸、凉，入肺，雪梨中含有丰富的苹果酸、柠檬酸、葡萄糖、蔗糖、维生素B和维生素C，具有良好的润肺、清热和化痰的作用。

冰糖雪梨具有能清热止渴、滋阴润肺，养胃生津、消痰降火和润肺凉心的功效，用于治疗由温热病毒引起的发热，或者慢性气管炎、百日咳、慢性咽炎等病症。

冰糖雪梨有两种做法，一种是冰糖炖梨，基本做法是先把雪梨洗干净，去皮，切去雪梨的顶部当做盖子，再挖去中间的核；再把冰糖放入雪梨中间，盖上盖子，把雪梨放入深碗中，再放入蒸锅，隔水蒸1个小时，让雪梨完全软化；另一种做法是冰糖梨水，一般的做法是把雪梨不去皮洗干净，切成小块；锅里的水烧开后，放入切好的梨，大火烧开后用中火煮20分钟，最后放入冰糖，搅拌均匀即可。

3. 冰糖＋绿豆

选取300克绿豆和少许冰糖。先把绿豆洗干净，在清水中浸泡半个小时；在煲锅中，倒入适量的清水，放入绿豆，大火煮沸后改用中火煮至绿豆熟烂，撇走表面的绿豆皮，加入冰糖，继续用中火煮至冰糖溶化，搅拌均匀即可。

4. 冰糖＋柠檬

柠檬冰糖水的一般做法，柠檬一个，洗净擦干后在冰箱里冻2个小时，然后再把柠檬切成薄片，放入保鲜盒中，再放入冰箱的冷冻室，食用的时候加入放有冰糖的白开水或者温开水即可。切记不能使用过热的水，因为容易损失柠檬的香味和营养价值。

冰糖排毒法一般适应于各类人群，老少皆宜，特别是肺燥咳嗽、干咳无痰、咯痰带血的人，有助于这些病症缓解。

冰糖本身没有任何害处，但是任何物质都需要适量食用，每天食用20克左右的冰糖即可。一般人都不宜过量食用，患有高血压、动脉硬化、冠心病者以及孕妇、儿童应该少量食用；患有糖尿病、高血糖的患者必须忌食。

食醋排毒素

人们的一日三餐会摄入多种食材，这些食材在给予身体必需的营养的同时，也会在身体内部留下许多毒素，如果这些毒素在体内大量堆积，不能及时排出体外，人的身体就会出现众多病症，所以，排毒成了生活中刻不容缓的功课。

1. 食醋排毒法的原理

《本草纲目》中记载："醋能消肿、散水汽、杀邪毒，理诸药。"醋中含有 20 多种氨基酸和 16 种有机酸，对人体有着非常有益的作用。古代也曾把醋列在"五味之首"，称醋为"食总管"，食醋也是人们日常用餐时必不可少的调料。

人在夏季容易受到细菌的感染，引起肠道的疾病，甚至发生食物中毒的现象，醋有助于杀菌消毒；醋的味道是酸的，却是一种典型的碱性食物，醋能够有效地促使身体内部达到酸碱平衡，达到排毒养颜的效果；醋有效地刺激胃酸分泌，起到健脾开胃的作用，激起人体的食欲，同时醋也具有养胃的作用，适用于慢性、萎缩性胃炎的患者；醋含有丰富的矿物质钾，钾能够排出体内过剩的钠，预防以及治疗高血压、动脉硬化、心脏病和中风等慢性疾病。

医学研究发现，醋中还有非常丰富的氨基酸、酵解酶类以及各种不饱和脂肪酸，因此醋具有促进肠道蠕动、降低血脂、中和身体内部某些毒素，维持人体肠道内环境的生态菌群平衡等多种功效。

(1) 食醋有助于清肠排毒。食醋中含有丰富的醋酸，醋酸具有丰富的收敛作用，不仅仅能够抑制细菌的快速繁殖，而且能够杀死食物中的细菌；醋还能有效地改变痢疾杆菌在人体内偏碱性的生存环境，并将其杀死。食醋与大蒜配合使用，有助于治疗痢疾、肠炎等病症，因为酸性的环境使大蒜的杀菌作用扩大4倍左右。

(2) 食醋有助于治疗便秘。长期服用食醋，比如在每日的饭菜中加入五六滴的食醋，能够使饭菜的味道鲜美，而且有助于排毒养颜。长期坚持食用，便秘的症状会有所改善。如果，便秘的情况比较严重，则选择每天早晨起床后，空腹喝一口食醋，再喝一杯温开水或者白开水，大约一个星期，便秘会得到明显的改善。食醋治疗便秘，不仅效果明显，而且没有任何副作用，更不会导致中毒。

(3) 食醋有助于提高肝脏的排毒功能。肝脏是人体最主要的排毒器官。服用食醋能够有效地提高人体肝脏的排毒功能，促进人体的新陈代谢，阻止人体在衰老的过程中的氧化物质的形成，排出人体中累积的毒素，起到延缓衰老的作用。同时，食醋也能增加皮肤血液的循环，促使人体毛细血管扩张，对细菌和病毒有抑制作用。

2. 食醋排毒法的排毒时间

在饮用食醋时，一般是在早晨和晚上餐后各饮用1次，但根据个人体质以及每个人生活习惯和饮食习惯的不同，食醋排毒的时间可以有所调整。

(1) 早餐后饮用食醋。对于感冒的患者来说，早餐后饮用食醋，有助于抵抗身体的寒冷，尤其是在冬天，可以选择加热食醋，减少对胃部的刺激，提高醋的杀菌效果。

(2) 下午饮用食醋。在长时间的学习和工作之后，或者经历了剧烈运动后，人体内就会产生大量的乳酸，此时人会感觉特别疲惫，这时候喝上一小瓶食醋，食醋中含有十种以上的有机酸和人体所需的多种氨基酸，能够有效地促进身体的代谢功能，从而消除疲劳。通常下午三四点，是一天中人最容易疲劳的时间段，此时喝一些果醋，有助于解乏解困。

食醋有不同的种类，其中有机酸的含量也各不相同，但是它们都能够使代谢顺畅，有利于清除沉积在体内的乳酸，起到消除全身疲劳的作用。

(3) 临睡前饮用食醋。夜晚通常是人体油脂分泌最旺盛的时刻，尤其是体内过氧化脂的分泌，这也是导致皮肤细胞衰老的主要因素。并且，在夜间，人的皮肤都处于一个 pH 值失衡的状态，导致血液的循环不顺畅，往往出现皮肤紧绷的情况。

临睡前喝一些食醋有助于缓解这种情况，因为食醋中含有的有机酸、甘油和醛类等物质有助于平衡皮肤的pH值，较好地控制油脂的分泌，扩张皮肤的血管，加快皮肤的血液循环，有益于清除体内的沉积物，而且，食醋中含有丰富的氨基酸，有效地促进体内脂肪的分解，所以饮用醋也能起到减肥瘦身的作用。

3. 食醋排毒法的具体种类

(1) 食醋的种类。食醋分为配制醋和酿造醋两类，配制醋是以化学技术合成的冰醋酸为主要原料，加水稀释而成，营养成分极低，因此这类配制醋不能用于身体排毒；而酿造醋以粮食、糖或者酒为原料，通过微生物发酵而酿制成的，包含氨基酸、有机酸、无机盐及醇类等营养成分，具有促进人体的新陈代谢、去除身体内累积的毒素的功效。

(2) 果醋——食醋的完美替代产品。吃醋有益，高温的环境不仅仅容易引发肠道传染病，也会使人浑身乏力，食欲不振，免疫力下降……这些问题“吃醋”都能“搞定”，由于食醋一般都用做菜肴食用，因此果醋作为一种健康饮品应运而生。

果醋中含有丰富的维生素和氨基酸，有效地提高机体的免疫力；果醋中的酸性物质能够溶解食物中的营养物质，在体内与钙质合成醋酸钙，增强并促进人体对食物中的钙、磷等营养物质的吸收，强健身体；果醋中还含有丰富的维生素 C，维生素 C 是一种强大的抗氧化剂，具有防止细胞癌变和延缓细胞衰老的功效；果醋中的醋酸还能够增加胃肠蠕动的速度，促进消化液的分泌，提高胃液的浓度，促进消化吸收，排出身体的毒素。

饮酒前后喝果醋，能够促进胃液分泌，加快酒精在体内分解代谢的速度，扩张血管，提高肝脏的代谢能力，促使酒精从体内迅速排出。

值得注意的是，果醋的酸性比较大，容易腐蚀牙齿，喝完果醋后要及时刷牙。

糖尿病患者不适宜饮用果醋，因为果醋的含糖量比较高；正在服用西药的患者不适宜饮用果醋，因为醋酸会改变人体内局部环境的酸碱度，从而导致某些药物不能发挥良好的作用。

(3) 老醋花生。花生一直都被人们称为“长生果”，然而脂类的含量高，热量大，而食醋中所含的有机酸恰好克服了花生的这一缺点。老醋花生不但有良好的口味，而且具有增进食欲、促进消化吸收杀菌等功效。

一般建议的吃法是：用醋浸泡花生米一个星期以上，每天晚上吃 7 ~ 10 粒，长期坚持服用，有降低血压、软化血管、减少胆固醇堆积的功效。需要特别注意的是，老醋花生不可多吃，一天最多十几粒，吃完一定要及时漱口，否则不利于牙齿的健康。

4. 食醋排毒法的注意事项

现今生活中，越来越多的人信奉“醋”的养生之道，把醋当做第一保健品。但醋并非人人都适用，而且不能忽视醋的副作用。因人、因地、因时，科学合理地饮用食醋才有利于排毒，有利于身体健康。

(1) 关于食醋的用量。成年人每天可以饮食醋 20 ~ 40 毫升，即便是米醋，最多也不可超过 150 毫升。老年人或者儿童以及各种疾病的患者可依据自己的体质情况减少分量。最初饮用食醋的人应该少量试服，不适用

者要减少醋的分量，如仍然感到不适，则应该立即停服。

对于食醋排毒法，应该持科学的态度，饮用要适量，不要急于求成。

(2) 关于食醋的服用方式。喜欢并且习惯饮用食醋的人可直接饮用食醋，饮用完用温开水漱口；怕酸的人可选择兑入2～3倍的温开水，稀释后再饮用，也可选择加入适量的蜂蜜。饮用食醋后应该及时漱口，以免损害牙齿。

(3) 不适宜饮用食醋的人群。科学地饮用食醋，因为醋不适宜大量饮用。

患有胃溃疡，且胃酸分泌过多的病人，要避免饮用食醋。过量的食醋，会加强胃部环境的酸性，造成对胃黏膜的损伤，同时醋还会使消化器官大量地分泌消化液，使胃酸增多，从而导致溃疡加重。

痛风患者不适宜饮用食醋，因食醋为酸性，不利于血尿酸的排泄。

正在服用西药的疾病患者不适宜饮用食醋，因为醋酸会改变人体内部环境的酸碱度，从而使药物不能发挥良好的作用。

正在服药“解表发汗”的中药的患者不适宜饮用食醋，因为醋有收敛之性，当复方银翘片之类的解表发汗的中药与醋配合使用时，醋会促进人体汗孔收缩，还会大大破坏中药的生物碱等有效成分，干扰中药的发汗解表作用。

对醋过敏者及低血压者不适宜饮用食醋。食醋过敏则会导致皮疹、瘙痒、水肿、哮喘等症状；低血压者饮用食醋，则会出现头痛、全身无力等症状。

(4) 关于食醋的保存方法。夏季饮用食醋的时候，要特别注意是否变质，如果发现食醋发酵，出现泡沫、腐败变味等情况时，立即停止饮用。可将食醋放入冰箱内冷藏，以免发酵、发霉、变质。

喝茶排毒素

身体排毒是指把身体中堆积的有毒的代谢产物排出体外，体内有毒的代谢产物大多与不良的饮食习惯或生活习惯，或者接触化学产品息息相关。当一个人饮食习惯非常健康，坚持适当的锻炼并且得到足够的休息，那么身体自然而然会进行排毒。

健康的饮食习惯中，喝茶是非常重要的一项。

1. 喝茶排毒法的功效

茶是一种广泛流行于世界的保健饮品，起源于中国，三皇五帝时代就有神农以茶解毒的故事。茶的主要成分是茶多酚、咖啡碱、脂多糖等。

(1) 喝茶有助于抑制和抵抗有毒细菌。茶的主要成分茶多酚具有较强的收敛作用，对于体内的病原菌、病毒有明显的抑制作用，对于消炎止泻有着明显的效果。

(2) 喝茶有助于降低脂肪，帮助消化。不可一日无茶，主要是因为茶有着帮助消化吸收和降低体内脂肪的功效，这是由于茶叶中的咖啡碱能够提高胃液的分泌量，帮助消化，增强器官分解脂肪的能力。

(3) 喝茶有助于排毒养颜。茶的主要成分茶多酚是一种水溶性的物质，具有收敛毛孔、清除油脂、具有消毒、灭菌、抵抗皮肤老化，减少紫外线辐射的功效。

(4) 喝茶有助于延缓衰老。茶的主要成分茶多酚具有强大的抗氧化性

和生理活性，是人体自由基的清除剂，能够阻断脂质过氧化反应，清除活性酶的作用。

(5) 喝茶有助于利尿。茶的主要成分咖啡碱能够刺激肾脏，提高肾脏的滤出率，促使尿液迅速排出体外，减少有害有毒物质在肾脏中的滞留时间。

(6) 喝茶有助于预防和抗癌。茶的主要成分茶多酚具有阻止亚硝酸铵等多种致癌物质在人的身体内合成的作用，而且能够直接杀死癌细胞，提高身体的免疫力。

(7) 喝茶有助于抑制心血管疾病。茶的主要成分茶多酚对人体脂肪的代谢有着重要作用。

2. 喝茶排毒法之绿茶排毒法

绿茶是历史上最早的茶类，也是中国产量最大的茶类。绿茶以其独有的醒脑香气和保健功能，自古以来广为人们所喜爱。

绿茶具有抗癌作用。绿茶含有丰富的抗氧化剂成分，这一成分有抗癌作用。

绿茶具有排毒瘦身的作用。绿茶中丰富的茶多酚能够明显地抑制体内胆固醇的产生和血脂含量的上升，并且能够加快和促进脂肪类的化合物从粪便中排出，对于缓解肥胖有着重要的作用。绿茶中含有丰富的茶多酚、叶绿素和维生素 C 等多种成分，这些成分的综合运用加速人体脂肪的代谢，促进胆固醇的排出。

绿茶具有排毒美颜的作用。绿茶中含有维生素 E 和维生素 C，能够显著地减少活性氧的产生，加速细胞的新陈代谢，防止毒素侵害肌肤细胞并且能够有效地杀菌排毒，美白肌肤。

绿茶的做法一般是在茶叶摘取后立即置于大铁盘烘干脱水，使得深橄榄绿的色泽能够保存下来，避免进一步发酵，深化为棕褐色。绿茶之所以有别于红茶和其他茶类，是因为绿茶是由未经发酵过的叶子制成的，不发酵的工序保持了茶中的多酚类物质不被氧化，绿茶的排毒功能也正是得益于这种多酚类物质的含量。酚类物质具有很强的抗氧化性，能够中和人体内部的自由基，自由基是一种具有破坏性的化合物，损害细胞，增加多种疾病风险。

饮用绿茶的最佳方式有很多种，比如把叶子碾成细粉末状，然后冲水喝，这样能够得到更多的抗氧化剂。每天喝三杯绿茶，有助于身体排毒。

3. 喝茶排毒法的适用人群

茶是各种毒素的“解药”，喝茶排毒法不仅简单，而且很有效果。但是不同的人群，喝茶排毒的效果也可能不同，因此不同的人群要喝不同类型的茶，采取不同的排毒方式。茶的种类繁多，根据不同的职业与体质情况细心选择。

(1) 上班族。上班族长期对着繁重的工作量以及一成不变的工作时间，常常会有疲惫、头疼的症状。

绿茶具有强效的抗氧化剂和维生素 C，不但能够清除体内的自由基，而且能够分泌对抗紧张压力的激素。并且，绿茶中所含的少量咖啡因可以刺激中枢神经，振奋人的精神，提高工作的效率，因此，上班族在上午的时候适宜饮用绿茶。

菊花茶清肝明目，有效地缓解眼睛的干涩和疲劳，加入蜂蜜或者枸杞，有很好的抵抗疲劳的功效，因此，上班族在下午的时候适宜饮用菊花茶。

决明子茶清热、明目、补脑髓、益筋骨，促进良好的睡眠，因此，上班族在晚间适应饮用决明子茶。

(2) 晚间应酬者。晚间应酬的人经常性地接触酒精或者香烟等对身体有害的物质。白菊花茶对于保护肝脏的良好作用，有助于解酒排毒；而罗汉果茶有助于清咽利喉，能够有效地清除尼古丁对于口腔和咽喉的伤害。

(3) 长期对电脑者。电脑具有强大的辐射作用，容易造成眼睛的疲

劳。一般而言，绿茶和枸杞茶具有强大的抗辐射作用，有助于缓解眼睛疲劳，防止干眼症。

(4) 高血脂、高血压、高血糖患者。茶中的茶多酚成分通过其抗氧化及增强葡萄糖激酶活性的作用促使血糖降低，因此绿茶、乌龙茶、红茶、黑茶和白茶等有明显的降血糖功效，同时这类人群也适宜饮用菊花茶、普洱茶等。

喝茶排毒的方法和疗效都因人而选择，不同的人群要选择不同的茶，否则事倍功半。

4. 喝茶排毒法的适宜时间

茶作为生活中一种常见的饮品，具有清新淡雅的特点，能解渴又养生。虽然人人都爱喝茶，但并非人人都懂得在正确的时间和季节饮用茶。喝茶的时间、方式不对，不仅起不到保健作用，还会导致胃寒腹泻、失眠等不良病症的产生。

人一天喝 3 杯茶最适宜。

第一杯是早茶，是 3 杯茶中最重要的，适宜在早晨 9 时至 10 时饮用，起到提神、排毒、抗疲劳的作用。早茶最适宜饮用花茶，花茶是经过二次加工的，混合了鲜花的浓郁和新茶的清香，对精神都有提升作用。不过，要注意的是，有失眠困扰的人群不适宜饮用花茶，容易造成睡眠障碍；对花茶过敏的人也不适宜饮用花茶。

第二杯是午茶，在下午 1 时至 3 时饮用最好。午茶的作用主要是降低血脂，保护血管，因此可选择较浓的茶，比如绿茶。绿茶中的多酚类物质有抗氧化、清除自由基、抗病毒等保健功能。一般来说，绿茶现泡现喝，冲泡温度过高或时间过久，绿茶中的多酚类物质就会被破坏。绿茶冲泡的水温以 85℃为宜，水初沸即可，冲泡时间以 2 ~ 3 分钟为宜。

第三杯是晚茶，在傍晚 6 时至 7 时饮用最佳，帮助降低血脂，消化吸收，最适宜的茶是红茶。红茶是发酵茶，咖啡因的含量较低，适合晚上喝，对睡眠的影响较小，而且红茶对胃寒、手脚发凉、体弱、爱腹泻的人非常有用。泡红茶最好用沸水，高水温浸泡能够促进红茶内的黄酮类保健物质溶出，因而泡的时间相对绿茶而言可以更久些，5分钟最佳。

5. 喝茶排毒法的禁忌

喝茶的文化历史悠久，喝茶具有排出体内毒素、润肠等养生的功效，然而喝茶是有禁忌的，养成了喝茶的坏习惯，不利于身体的健康。

(1) 不适宜喝茶的人群。正值经期的女性不适宜喝茶。女性在经期喝茶，容易诱发或加重经期综合征。众多研究证明，有喝茶习惯的女性发生经期紧张症概率比不喝茶的女性高出大约2.5倍。

患溃疡病患者不适宜喝茶。茶叶中的咖啡因会促进胃酸的分泌，使胃酸浓度增加，诱发溃疡甚至穿孔。

正在服药的患者不适宜喝茶。茶叶中含有的大量鞣质，会分解成鞣酸，鞣酸与药物结合容易产生沉淀，阻碍药物的吸收，影响药效。

绿茶被认为是一种健康的草药补充剂；然而它有可能与某些药物或治疗手段相抵触。如果正在服用某种药物或正在接受某种疾病治疗，在喝茶之前，一定要遵循医疗服务人员的告诫。

(2) 泡茶的方式有误。茶的冲泡时间不宜过久。茶的冲泡时间过长，茶中的茶多酚、芳香物质等有益物质很可能自动氧化，不仅会导致茶色黯淡、味道变差、失去品尝的价值，而且由于茶中的营养物质因为氧化而减少，起不到保健的作用；同时，由于茶冲泡的时间太久，容易受到周围环境的污染，对人体的健康不利。

茶的冲泡次数不宜过多。根据有关的测试指出，第一遍冲泡的茶包含水浸出物总量的50%，第二遍剩下30%，第三遍冲泡则剩下10%，第四遍就只有1% ~ 3%。因此，一般茶在冲泡三四次后，几乎没有什么茶素，也就失去了保健作用。

(3) 喝茶的方式有误。忌空腹饮茶。自古有“不饮空心茶”之说，空

腹饮茶，茶性入肺腑，会冷脾胃。空腹喝茶会稀释胃液，降低胃的消化功能，导致茶中的有害成分大量进入血液，引发头晕、心慌、手脚无力等症状。

忌饮烫茶。过烫的茶对于人的咽喉、食道和胃具有较强的刺激性。长期饮用烫茶，容易引起咽喉、食道和胃等器官病变。茶的温度一旦超过62℃，容易导致胃壁受损，从而产生胃病，一般饮茶的温度宜在56℃以下。

忌饮冷茶。温茶和热茶具有使人神思爽畅、耳聪目明的作用，而冷茶对于人的身体有滞寒、聚痰的副作用。

忌饮头遍茶。一般冲泡茶，第一遍的茶水是不能喝的，因为茶叶在栽培与加工过程中难免会受到农药等有害物的污染，茶叶的表面会有一定的残留。通常，头遍泡茶是一个洗涤的过程，第一遍的茶水不适宜饮用。

忌饮新茶。新茶存放时间较短，其中含有较多的未经氧化的多酚类、醛类及醇类等物质，这些未经氧化的物质对于胃肠黏膜有着较强的刺激作用，容易导致产生胃病。因此，新茶不宜多喝，存放不足半个月的新茶更加不能喝。

忌一年四季喝同样的茶。不同的气候适宜喝不同的茶水，这样喝茶排毒法才能发挥到良好的效果。一年四季的气候不同，应该选用不同的茶种，饮用不同的茶才能真正地达到防病、养生的功效。一般而言，春季宜喝花茶，夏季宜喝绿茶，秋季宜喝青茶，冬季宜喝红茶。

(4) 喝茶的时间有误。饭前不宜喝茶。饭前饮茶，容易冲淡唾液，导致味蕾反应迟钝，使人感到饮食无味，还能使消化器官吸收蛋白质的功能暂时下降。为了身体的健康，饭前不宜喝茶。

饭后不宜喝茶。一般人们认为，饭后立即饮茶，有助于消化食物，从而达到减肥瘦身的效果。然而，茶中含有大量的鞣酸，会与食物中的蛋白质和铁元素发生反应，发生凝固作用，生成难以溶解的物质，影响人体对于蛋白质和铁元素的吸收，长此以往，会造成人体缺铁，严重的则会引发贫血症。正确的喝茶时间是在饭后一小时再饮茶。

晚上不宜喝茶。晚饭后 1 小时喝茶，能够达到加强消化食物的效果，但是晚上 8 点之后，不适宜饮茶，而且并不是所有的茶都适合在晚上喝的，晚上最好喝红茶，因为红茶是全发酵茶，对胃的刺激性较弱。切记晚上喝茶时，少放茶叶，茶不要泡得太浓，以免影响到睡眠。对于脾胃虚弱的人来说，喝红茶时加点牛奶，能够起到一定的暖胃作用，而平时情绪容易激动或者比较敏感、睡眠状况欠佳以及身体状况较弱的人群，晚上最好少喝或不喝茶。

02 轻调理：习惯好，毒素自然少

睡眠排毒素

经济的迅速发展，导致现代人类生活和工作的步伐加快，许多白领常常为了自己的业绩，完全忽略自己的睡眠时间，经常选择在办公室加班，熬夜到凌晨一两点；越来越多的人在深夜看电影、玩手机，举行聚会，通常也是不到凌晨不罢休。

睡眠与人类身体的健康息息相关，对人的健康十分重要。长期缺乏充足的睡眠，不仅仅会造成精神疲劳，导致学习和工作的能力低下，效率降低，判断力下降，增加偏头疼的疾病风险，甚至长期的睡眠缺失会损害大脑，直接导致人死亡。

即使药品和保健品能够对人体进行排毒调养，对于人体健康起到一定的作用，但是养生排毒的最好方法还是依靠优质的睡眠和良好的饮食习惯，其中睡眠占据了很大的比重。传统养生也常说“三分调，七分养”，更有俗话说“药补不如食补，食补不如睡补”。那么，睡眠到底对于人体健康有什么作用呢?

人的大脑中，大多数的新陈代谢的产物一般都是由脑细胞排放到身体的细胞之间的组织液中，其中脑细胞分泌出的液体脑脊液会沿着动脉的缝隙流入大脑，与脑细胞组织之间的液体进行交换，然后把细胞新陈代谢的废物带到经脉的周围，然后排出大脑外。

曾经有科学家对小白鼠做过实验，分别在小白鼠清醒和睡眠的时候，分别在大脑中注入一些小分子荧光染料，以此来观察脑脊液在脑内流动的情况。科学家发现，荧光染料在小白鼠睡觉的时候比清醒的时候要在大脑中分布地广泛得多，也就是说睡觉的时候，脑脊液更容易在大脑中流动。更深一步的研究表明，睡觉期间的大脑中的细胞间隙要比清醒的时候大，也就是说脑脊液此时更容易进入大脑内与组织间液进行物质交换。毫不夸张地说，睡觉的时候就像是大脑用脑脊液洗了一个澡，洗掉身体内部积累的新陈代谢的垃圾和毒素。

睡眠时期是一个真正“排毒”的时期，身体新陈代谢的功能和排毒的功能，大多都是在熟睡的过程中进行的，因而熟睡有利于巩固记忆、调节身体的新陈代谢，高效地清除大脑中的新陈代谢的毒素，恢复身体的活力。

人类自身的生物钟指导着身体内的各大器官的新陈代谢。人体内的每个器官都有自己的排毒时间，不同的身体器官在不同的时间段有着不同的排毒情况，而器官的排毒功能大多数都是在睡觉的时候，甚至是深睡眠的情况下进行的。

晚上 9 时至 11 时，淋巴免疫系统的排毒时间。在人体的免疫系统正常的情况下，人体自身能够有效地抵抗外界的病毒侵害，避免人体产生损伤。免疫系统主要是借助了血液和淋巴循环，清除外界入侵的微生物及其产物等，监视并且清除身体内的无用或有害细胞，包括被病毒感染的细胞、癌变细胞以及衰老和损伤的细胞。当人处于睡眠的时候，体内有两种淋巴细胞的数量明显上升，同时会产生一种睡眠因子，能够有效地促进体内白细胞增多，消灭侵入身体的细菌和病毒。人一旦进入淋巴免疫系统的排毒时间，就应该尽量保持安静，比较适合安静休养或者听音乐放松身

体，不仅仅能够顺利地完成淋巴排毒，而且也会为其他器官的排毒奠定良好的基础。

晚间 11 时至凌晨 1 时，肝脏的排毒时间。肝脏是人身体内部一个大型的“垃圾处理器”，夜以继日地为身体“解毒”。当人工作疲劳或者工作压力过大而影响到肝脏的排毒能力，导致肝脏无法及时地排出体内的毒素，致使毒素滞留在体内，累积产生有害物质，直接影响健康；肝脏一旦产生了毒素，人会产生明显的不良情绪，出现偏头疼、长痘痘的症状。肝脏的排毒必须在熟睡中进行，才能促进肝脏的代谢功能有效地进行，恢复正常的新陈代谢。在平时，应注意多摄取高纤维、富含维生素 B 的食物，少吃补品、药物或者保健食品，减轻身体的疲劳。

凌晨 1 时至 3 时，胆的排毒。胆的主要功能为贮存和排泄胆汁，并参与食物的消化，胆主要通过分泌胆汁来排毒，胆汁是一种极其重要的体液，不仅仅参与身体脂质和脂溶性维生素的消化吸收，还是人体内众多代谢产物等有害物质的排泄途径。胆汁主要是由肝脏以及胆管生成的，它的主要成分是水，而其中的主要溶质有与血浆成分极其类似的电解质和蛋白质以及大量经过肝脏转化后的排泄物，包括有毒有害的物质。凌晨 1 时至 3 时是胆经最旺的时间段，因此此时必须处于熟睡阶段，胆的排毒才能有效进行；同时，凌晨 0 时至 4 时也是脊椎造血的重要时段，此时必须处于熟睡阶段，否则会抑制体内有害毒素的排出，而不利于身体健康。

凌晨 3 时至 5 时，肺的排毒。肺是人体的呼吸器官，是人体进行气体交换的器官。人一般都是通过口鼻的呼吸，从自然界吸入新鲜的氧气，再呼出体内的二氧化碳。肝利用氧气净化出新血液，把新鲜的血液提供给肺，再通过肺送往全身的细胞。而且，肺还有调节水分在人体内运行的功能，从而使血液在体内运行畅通，有效促进血液的新陈代谢。这个时段同时也是咳嗽患者病情最剧烈的时期，咳嗽、气喘、呼吸不利等症状，主要是因为肺部滞留废积物引起肺部呼吸不畅。凌晨 3 时至 5 时是肺经最旺的时间，不能服用止咳药，以便肺内累积的废物自行排出。

凌晨5时至7时，大肠的排毒。大肠的主要功能，首先是吸收营养，再者是把体内的毒素和废物排出体外。人体的废物会在大肠内腐败、发酵，甚至产生120多种毒素，如果不及时清空大肠，这些毒素将会被大肠反复吸收，重新融入血液，再带到血液循环系统中，这比直接摄入毒素的危害要严重得多。凌晨5时至7时是大肠经最旺的时间段。此时，应该顺应身体的基本规律，早起排便有助于清除体内累积的废物。

凌晨7时至9时，小肠大量吸收营养的时段。此时，应该吃早餐。人应该重视早饭，一般情况下最好在7点半之前吃完，即使拖到早上9点、10点吃早饭也比不吃早饭要好得多。

器官的排毒时间主要集中在晚上，而晚上正是睡眠的最佳时间。睡眠时皮肤的血管处于开放状态，补充皮肤的养分，带走体内的各种排泄物。为了让睡眠进入更好的状态，在睡前需要做一定量的准备。

（1）晚饭不宜吃得过饱。晚饭吃得过饱，容易加重脾和胃的负担，扰动了脾和胃的阳气，从而影响睡眠的质量，因此晚饭应该吃得七分饱，并且吃得尽量清淡。

（2）睡前不宜剧烈运动。剧烈运动会引起心跳、气急，使全身处于一个紧张的状态，不利于睡眠。晚上运动，最好在睡觉前1小时结束，而且运动时间不宜过长，运动量不宜过大，一般选择散步、打太极拳等慢型运动。

（3）睡前洗个舒适的热水澡，并做一个深层的面部肌肤清洁。人浸泡在热水里，能够使全身周围血管扩张，全身其他周围的血液会流入扩张的血管中，从而内脏器官和脑部的血流也相对减少，大脑会产生疲倦的感觉，更有助于睡眠；睡前一定要做一个彻底的皮肤清洁，在脸上和颈部涂抹爽肤水，具有滋润皮肤的作用。

（4）睡眠的姿势要正确，睡眠的质量才能提高。

出汗排毒素

随着科学技术的发展，空调作为一种家庭基本电器已经被普遍应用。空调在给人类带来清凉的快意的同时，也渐渐剥夺了人类出汗的机会。

当人的身体处于一个闭汗的状态，也就是不出汗，或者低于基本的出汗量的时候，身体内的多数代谢物，包括众多有害物质，会停留在体内的血液中，无法及时地排出体外，长期的积累就会增加人体内肺部、肠道和淋巴系统等排毒系统的工作负担，人体的细胞和器官功能无法正常运转。体内毒素的堆积，会成为重大疾病的直接诱因。

现代科学研究表明，汗液是具有毒性的。汗液中含有 150 多种有害物质，尤其是病人的汗液，简直是“毒药”。在研究中，科学家为实验小白兔注射了某个病人的汗液，结果小白兔在一刻钟左右就死了。试着想象，这些毒素停留在体内的血液中，不经过汗液排出，对人体将产生多么大的伤害。

出汗排毒对于吸附在皮肤表面的毒素有着直接、有效的作用，它的排出及时地阻止有害毒素对身体造成的莫大伤害，同时提高人体的系统免疫力，更好地维持身体内部的酸碱平衡，避免毒素累积在体内而形成不良的血液循环，可以有效地预防心脑血管疾病和癌症。

出汗排毒主要分为主动出汗和被动出汗两种基本的形式。被动出汗主要是由于蒸桑拿、心生恐惧、身体虚弱而引起的出汗，排毒的效果一般；

而主动出汗是通过高强度的运动和劳动而使身体排出汗液，有效地排出许多有害物质。

当“出汗排毒”日渐成为现代社会一个时尚的词汇时，出汗排毒的方式也日益繁多。人体是一个精密的自动化系统，摄取营养的部分是输入系统，饮食为身体提供能量；排泄是输出系统，毒素是通过大小便和汗液排出体外的。专家指出，出汗排毒，首选跑步运动。跑步能够让身体迅速发热，有效地排出身体各个部位的有害毒素，以运动为主的主动出汗排毒的方式不仅能够有效地把体内毒素排出，而且使人精神愉悦，有振奋人心的作用。

所谓“身体毒素”，指的是身体内部各种对人体细胞、组织、器官有损害的物质。通过运动出汗，体内积累的毒素，如乳酸、尿素、氨等有害物质，能够随着汗液排出体外，同时也能够加快身体各个部位的血液循环，加速人体的新陈代谢，促使皮肤加速排毒。

出汗排毒是排毒的一种最基本的方式，需要皮肤的特别配合，因此也有需要特别注意的事项。

(1) 运动要适量，出汗要有度。不同年龄阶段的人应该选择不同的运动方式，长跑等剧烈运动适合身强体健的充满活力的年轻人，而老年人则可选择通过散步来满足身体的运动需求。不过，无论年龄大小，每个人每天至少要活动 30 分钟，每周运动要保持 3 ~ 5 次。

(2) 出汗运动的时间最重要。出汗运动的时间安排在下午或者傍晚的前后是最为理想的，此时肌肉的承受能力较一天中的其他时间要高出 50% 左右，这也是强身健体的最好时机。

同时，这个时间段，室外的温度相对较高，人的体温也较高，人体容易在运动中产生兴奋感，心跳频率和血压上升，从而使人更快地进入运动的状态。在充分热身的前提下，20 分钟是快速能源消耗，储备能源脂肪刚刚开始调动准备燃烧的时候，如果这时候突然停止运动，就没有达到充分

 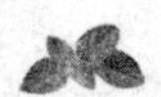

出汗的目的。因此，运动的时间要达 40 分钟左右。

需要特别注意的是，饭后直接运动会妨碍食物的消化，长期如此，则会导致肠胃系统的疾病，影响身体的健康。因此，出汗运动时间应该安排在饭后半小时之后。由于汗液中含有较多的氯化钠和钙，为了防止出汗后出现低血钙的现象，应该多补充淡盐水和含钙食品，比如牛奶、乳制品、鱼类、海产品、蔬菜等。

（3）出汗运动需要循序渐进。出汗排毒是一个循序渐进的过程，如果想完成大约 5 千米的跑步运动，开始先试着从全程快走开始，适应之后进行快走 2 千米与跑步 3 千米的交替运动，然后改变快走与跑步的比例，逐渐过渡到慢跑 5 千米。这样身体对运动有一个慢慢适应的过程，从而避免了运动伤害。

（4）出汗排毒前需要热身，出汗排毒后需要缓和。热身的目的在于让人的体温升高，加快心跳，加速血液循环。人体在开始运动的时候会反射性地引起肌肉和血管的收缩，韧带弹性会随之降低，关节的活动幅度相应减小，因此在任何剧烈活动之前，都要充分做好准备活动，有效地预防运动损伤。

出汗前要热身，出汗后不要立即坐下，先做 5 ~ 10 分钟的放松动作，减轻运动后的肌肉酸痛，有助于降低体温、缓和心跳以及舒缓肌肉紧绷，避免造成运动伤害。出汗后不要吃有助于燃烧脂肪的食物，而应该吃修复肌肉的食物；运动后做 10 分钟的放松运动，之后再去洗澡，洗澡的水温要与体温相接近，这样才能够放松肌肉，缓解运动疲劳。

（5）出汗运动时要防止感冒。任何运动都需要保持身体温度，外出运动时，应该多带一件衣服，出汗后立即把汗液擦干，然后添加衣服保持身体温暖。

在此，特别介绍一种有效的排毒方式——瑜伽排毒。

瑜伽是一种现代社会适合现代人的最佳的生理和精神排毒方式。长期练习瑜伽的人，不但能够使身体的各项机能得到强化，而且心态也保持得非常健康。那么，瑜伽到底是怎么样促进身体排毒的呢？

（1）通过呼吸。人在平常的时候，呼吸是较浅的，一般都只能使肺的上部或者中部充气，而肺的最大部分，也就是肺底却完全没有得到运动。因此在肺的底端，残留着陈旧的空气，而陈旧的空气因为得不到交换和运动，非常容易滋长细菌和病毒。瑜伽这种运动注重缓慢而深长的呼吸方式，能够使肺的底端也充气，由此把体内沉淀的空气排出体外。

（2）瑜伽在通过推、拉、扭、挤、伸等各种姿势，能够对体内的器官起到按摩的作用，调节内分泌系统，促进人体的新陈代谢功能良好地运转。在练习瑜伽的时候，有规律的呼吸也能按摩到体内的器官，加强肠胃的蠕动能力，促进脂肪的消化分解。

（3）练习瑜伽能够加速人体的血液循环，促进脂肪的快速分解，确保人体的正常的新陈代谢的功能。

（4）练习瑜伽能够有效地缓解内心的紧张，减轻压抑，消除内心的心理障碍，恢复良好的心态状态。

洗澡排毒素

大多数人都认为，洗澡是一件简单、平常的事情。然而，洗澡不仅仅能洗去身体的污垢，维持身体的清洁，还能够清除一整天的疲惫，舒缓身体僵硬的肌肉，促进血液循环，而且能够促进皮肤的呼吸以及加快新陈代谢，加速排毒功能，调节神经的平衡。

水温 40℃左右的热水，能够有效地冲掉一整天的劳累，洗掉黏附在皮肤上的污垢，而且热水能够使人的体温上升，促进身体的血液循环加快，排出体内的废物，同时让体内累积的有害物质以及多余的水分随着汗水一起排出体外。

在养生学的排毒系统中，皮肤也被称为“人体的第三个肾”，体内的毒素通过汗腺排出体外。洗澡排毒能够帮助人体排出毒素的同时，也吸收水中的矿物质和营养物质，使人感到神清气爽。

洗澡有不同的形式，比如淋浴、泡浴以及桑拿浴和蒸汽浴，等等，不同的沐浴方式也有不一样的排毒效果。

淋浴，是一种简单并且快捷的洗澡方式，顾名思义，也就是通过淋浴器冲洗身体。早起后用温水淋浴，能够使身体清醒兴奋，同时也会让身体散发出沐浴乳或者肥皂的清香。在淋浴的过程中，最需要注意的是对于沐浴液和香皂的选择。如果一个人的皮肤属于干燥型，则相对适合滋润型的沐浴液；如果一个人的皮肤属于油性，则选择香皂比较合适。如果一个人早晚都要洗澡，那么早晨只需要用清水冲洗，因为过多地使用沐浴液或者香皂，容易破坏皮肤表面的酸碱度，皮肤的保护层也会减弱作用，容易感染疾病。

泡浴，是一种较为流行的洗澡方式，其中又分为冷水浴、热水浴、按摩浴和药浴等。相对于其他的洗澡形式而言，冷水浴是一种更受欢迎的形式，从皮肤排毒的角度上看，冷水浴能够提高身体对寒冷的快速适应能力，而且冷水能够使身体的血管一张一缩，锻炼血管的弹性，加速血液的循环，预防血管硬化引起的疾病，比如冠心病等，同时皮肤也会有光泽，富有弹性。冷水浴时间的长短，根据每个人的体质以及天气的冷暖而定，一般来说，天气越冷冷水浴的时间越短；热水浴的水温应该在 38℃以上，但不超过 40℃，过热的水导致皮肤出现脱皮的现象。按摩浴是指在热水浴池中安装一个有按摩作用的喷水头来进行，水在浴池中通过来回流动的状态，对皮肤起到一定的按摩作用。药浴则是在浴池中放入特定的药物，通过洗澡来达到保健身体的目的的一种泡浴形式。

桑拿浴和蒸汽浴也就是俗话说的干蒸和湿蒸。主要原理是通过开高外部温度促使皮肤出汗，使血液循环加快加速新陈代谢，排出身体内累积的废物。尽管桑拿浴的好处很多，但是年老、心脏病患者以及初次尝试者都必须严格控制浴室温度和洗浴的时间，一般初次的洗浴时间要严格控制在5分钟内，然后随着身体的适应程度逐渐延长。

洗澡排毒需要特别注意的事项。

(1) 洗澡排毒是一个循序渐进的过程。选择时间较为充裕的一天用来洗澡排毒，至少空出40分钟的时间，前20分钟利用洗澡帮助排除身体内部的毒素，后20分钟身体开始吸收水中的矿物质和营养物质。

(2) 在泡澡的过程中，适度地在浴缸中加一些物质。开始热水浴时，先在浴缸中放满温度适宜的热水，有条件的话使用过滤器过滤掉氯化物；再在热水中加入泻盐，也就是硫酸镁，这样能够有效地补充身体中的镁含量，有效地对抗高血压，同时有助于排出体内的毒素，帮助大脑组织和关节中蛋白质的形成。

(3) 洗澡后要及时补充水分。洗澡排毒时，及时补充水分，将毒素排出体外。洗澡前和泡澡时喝点水都是有好处的，尤其是在泡澡泡到全身过热时。

(4) 洗澡前后的小提示。洗澡之前干擦整个身体，有利于去掉身体皮肤表面的死皮，同时促进血液和淋巴循环，淋巴是身体的垃圾处理系统，能够有效地帮助身体排毒；洗澡之后，利用丝瓜囊或者浴巾按摩身体，这样能够刺激淋巴系统，帮助身体释放毒素，不过按摩的动作要柔和，按摩的方向要顺着心脏；或者对全身进行5～10分钟的拍打，利用空气震荡的原理刺激身体，也能够达到较好的排毒效果。

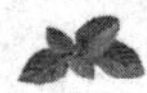

(5) 发烧、饮酒或剧烈运动后都不应该进行桑拿浴。当皮肤变得非常干燥，应避免蒸桑拿浴或者减少蒸桑拿浴的次数，皮肤大量排汗会丧失水分和油脂，使皮肤干燥的现象更加严重。

(6) 热水浴有助于帮助血液循环，把身体内部的有害物质随着汗水排出体外，促进新陈代谢，维持身体的健康，但热水浴的时间过长则容易让人产生疲劳。而且，在热水浴的时候，务必起身 1 ～ 2 次，稍加休息，可有效地避免血管急速收缩或者血压急速上升。

通便排毒素

现如今的社会是一个极度讲究效率的社会，生活节奏明显加快，学习和工作的压力不断增加，生活积累了许多不良的习惯，饮食不规律，生活习惯紊乱，导致的后果先是身体的透支，引起身体的不良反应，再是身体健康出现严重的问题，最普遍的是便秘问题。

某大学公共卫生系副教授表示，大便、小便和排汗是身体天然的排毒管道，需要时刻保持通畅。我们每天从外界摄入的食物经过大肠的消化作用吸收之后，然后体内的部分物质会形成粪便排出体外，大便能够将人体内大约 50% 的毒素排出体外。所以人必须要养成定时排便的习惯，成人一般排便两三次较为合适。

便秘是由于肠道内必需的有益菌群的严重缺乏，导致大肠蠕动缓慢，出现排便困难、大便干燥或者不成型、口干口臭的情况，发展严重者甚至会出现小腹突出，皮肤暗黄长斑的病症，更严重的会引发痔疮。

通便排毒用于治疗便秘，使大便通畅，排出体内累积的毒素。那么，如何通便排毒也成为现代人们最关心的问题之一。

1. 调整饮食的节奏

随着社会的步伐加快，许多上班族往往因为高强度的工作而养成不健康不规律的饮食习惯。切记，早餐、中餐和晚餐，三餐不可缺一，特别是早餐，早晨是身体开启一整天排毒机能的时期。如果早餐吃得不好，或者吃了难以消化的食物，有很大可能减缓排毒功能。

每天三餐的饮食，除了要定时用餐之外，也要特别注意每餐的食物，膳食纤维能够有效地促进肠道蠕动，其中，谷物、薯类、豆类、海藻类、水果等食物都含有丰富的纤维素，应该多食用。便秘的本质在于体内废物堆积在肠道内，缺少水分的补给而变硬，从而无法排出体外。因此，每天要多喝水，饮用量不低于八杯，多喝水能够加速食物在胃和大肠里的消化吸收。

2. 饮茶通便排毒

中国的茶疗较为出名，最大的特点是从人身体的整体出发，通过对人体内部的虚、实、寒、热、阴、阳、气、血、津、液等进行全方位的调理，从而根治便秘。中医学坚持，治疗便秘必须对人体做一个整体的调理，调节人体的阴阳，气血和脏腑的功能，才能够达到标本兼顾的目的。

因此，长期坚持饮茶有助于排毒。百年畅清茶更是有通便排毒的作用，每天喝一到两次，长期坚持便可以根除便秘。

3. 适度运动

根据有关资料显示，运动不足也是造成便秘的一大原因。现代人的日常生活多数时间以坐为主，导致自身体力与肌肉的力量下降，不仅使脂肪堆积在体内，同时也会引发便秘。

平时要养成运动的好习惯，对于运动的频率和强度没有过多的要求，一般要求稍微做做锻炼腹部的减肥动作，或者多按摩，都能够有效地防治便秘，提高身体器官的排毒能力。

利尿排毒素

尿，俗话称尿液或者小便。

尿液是由肾脏生成的，经过输尿管等泌尿系统及尿路，膀胱排出体外的含有大量新陈代谢终产物的液体排泄物。尿液的成分多种多样，其中水占 96% ~ 97%，其余的物质为尿素、尿酸、肌酐、氨等非蛋白氮化合物和硫酸盐等。正常人的尿液大多数呈淡黄色液体，尿液的酸碱度主要受食物性质的影响，变动很大。

排尿是人类和脊椎动物新陈代谢的需要，排出的尿液能够有效地调节人机体内水和电解质的平衡以及清除代谢废物，尤其是退化变性的蛋白质和核苷酸所产生的含氮化合物。

正常人每个昼夜排出体外的尿液量基本在 1000 ~ 2000 毫升，一般为 1500 毫升左右，其中 500 毫升为最基本的排水量，伴随着新陈代谢产物排出，其余的则为机动排水量，随着每昼夜饮水量的增减而有所变动。一般在身体异常的情况下，每个昼夜的排尿量会显著变化，甚至无尿。每个昼夜的排尿量长期保持在 2500 毫升以上的，称为多尿；每个昼夜的排尿量长期维持在 100 ~ 500 毫升的范围内，则称为少尿；如果每个昼夜的排尿量少于 100 毫升，可称为无尿。

尿液的形成有赖于肾小球的滤过作用和肾小管、集合管的重吸收分泌作用，长期尿液量太多，则表示体内水流失过大，严重的会导致脱水；每昼夜的尿液量太少，则表示新陈代谢的废物都聚积在人体内，会给身体带来不良的影响；而无尿排出，后果更为严重。

排尿困难，全日总尿量减少，甚至小便闭塞不通，点滴下或全无的症状，会引发严重的后果，主要病症有前列腺炎、肾炎、高血压、糖尿病等慢性病，或者老年人前列腺增生症、膀胱括约肌痉挛、神经性尿闭、尿路结石、尿路肿瘤、尿路损伤、尿道狭窄、脊髓炎等病所出现的尿潴留及肾功能不全引起的少尿、无尿症。

利尿，顾名思义，也就是利用某种手段而影响肾成尿过程，而使尿液增多。利尿排毒，也就是肾内血管渗透压比身外周围的血管渗透压低时，容易吸收外周血管的水分，此时利用天然食物或者药物降低肾内渗透压，使其吸收水分增加，使尿的排出量增加而达到利尿的目的，从而排出新陈代谢的产物。

达到利尿的效果，一般以通利小便为主，辅助以滋补脾肾。注意利尿，增加尿液的排放，这样才能够及时地排出体内的毒素，对身体产生良好的影响和帮助。最佳的有助于利尿的治疗一般以天然食物为主，药物治疗为辅助。

饮食以清淡为主。

1. 西瓜

西瓜被称为“水果中的利尿专家”。西瓜本身拥有利尿功用的酸柠檬黄素，能够使盐分顺利随着尿液排出体外，多吃西瓜能够减少留在体内的多余水分。

2. 苹果

苹果，是一种最常见的水果，味道甘甜，含有丰富的营养，是世界四大水果之冠。同时，苹果是一种低热量的食物，每 100 克只产生 251 千焦

热量，而且苹果中的营养成分中可溶性非常大，容易被人体吸收，因此有“活水”之称，苹果本身含有一种独有的苹果酸，能够加速人体的新陈代谢。

3. 木瓜

木瓜果实味道干涩，含有独特的蛋白分解酵素，有效地清除下半身因吃荤菜而累积的脂肪，而且木瓜本身所含有的果胶更是一种优良的洗肠剂，能够有效地减少废物在下半身的积聚。

4. 西柚

西柚，也称葡萄柚，果肉呈现淡黄白或粉红色，柔嫩、多汁、爽口，略有香气，味道偏酸。西柚所含热量极低，且拥有丰富的钾质，有助于减少下半身的脂肪，也有助于排出体内积聚的水分。

5. 蒟

蒟　，俗称魔芋，中国古代又称妖芋，自古以来魔芋就有“去肠砂”之称，因为它本身不含有脂肪而且味美，它本身丰富的植物纤维能够使下半身的淋巴畅通，防止腿部浮肿。

6. 西红柿

西红柿，俗称番茄，营养丰富，具有特殊的香味，具有减肥瘦身、消除疲劳、增进食欲的功效，也有助于蛋白质的消化，能够有效地减少胃胀食积。食用新鲜的西红柿能够利尿，去除腿部产生的疲惫，减少水肿的问题。

7. 薏米

薏米主要分生和熟两种，生熟各半互相制衡又有速效，从而达到健脾利湿的效果。薏米具有促进血液和体内水分新陈代谢的功用，有利尿、消水肿、健脾、除痹、清热排脓的功效，还能够排走体内多余的水分。

8. 冬瓜

冬瓜味甘、性淡寒，蕴含丰富的维生素 B_1 及各种纤维，容易入肺部、胃部、大肠和小肠，有利尿消肿、清热消渴的作用，有助于大肠蠕动，排出体内的废物以及累积的毒素。

9. 荷叶

荷叶味道甘甜，具有扩张全身血管，排出体内水分和瘦身的作用。

10. 红豆、绿豆

红豆中所含的石碱酸成分能够有效地增强大肠的蠕动，有助于促进排尿，及减少便秘；绿豆是一种凉性的食物，能够防暑降温，具有利尿作用。

在日常生活中，利尿排毒需要注意以下几点。

宜食高热量的食物。有效地给予身体充分的热量，从而节约蛋白质的利用，减轻肾脏的负担。

宜食含维生素高的食物。补充足量的维生素有助于调节体内的酸碱平衡。

勿吃辛辣食品。

勿吃重口味、油腻的食物。

适当增加每天的饮水量。

随着年龄的增加，人容易出现少尿甚至无尿，及全身浮肿的情况。隔壁爷爷已有65岁，他患有严重的全身浮肿，我建议他每天早晨喝薏仁绿豆汤当早餐，搭配一杯柠檬水，并且不吃任何含有盐分的东西，中餐和晚餐的主食以红豆薏仁合煮，口渴时，喝“利尿冬瓜汤”。不久，爷爷的手脚和身体消除了浮肿，而且整个人也显得年轻多了，整天笑得合不拢嘴。

按摩排毒素

按摩，从性质上说，是一种物理治疗方法，基本上是以中医的脏腑、经络学说为理论基础，同时结合西医的解剖学和病理诊断，利用手法作用于人体体表的特定部位，从而用来调节机体生理、病理状况，从而达到理疗目的的方法。

我国数千年的历史证明，按摩这种治疗方法，可以延缓衰老，具有延长寿命的良好收效。每天早晚做一些自我按摩，每次 3 ～ 5 分钟，必然能够获得良好的保健效果。中医学认为，经络是康复疾病、延缓衰老的快速通道，按穴位针灸或进行按摩，能够明显地增强和活化五脏六腑的功能，调节体内血液的循环，促进新陈代谢，调节身体的内分泌，增强身体的免疫力，最终实现体健延年的目的。

按摩疗法一般适应多种病症，比如基本的扭伤、膝或踝关节的脱位、腰肌劳损、肌肉的萎缩、胁间神经痛、股神经痛、坐骨神经痛、腰背神经痛、三叉神经痛、偏头痛、四肢关节痛，包括肩、肘、腕、膝、踝、指或者趾关节的疼痛；同时也适用于颜面神经麻痹、颜面肌肉痉挛、腓肠肌痉挛，或者治疗由风湿引起的，如肩、背、腰、膝等部的肌肉疼痛，又或者急性或慢性风湿性关节炎、关节滑囊肿痛和关节强直等症，就连神经性呕吐、消化不良症、习惯性便秘、胃下垂、慢性胃炎、失眠、遗精、慢性腹泻、遗尿以及妇女痛经与神经官能症等病症，都可以考虑使用或配合使用按摩手法。

按摩疗法对人的身体和人的情绪都是具有好处的。

长时间、高强度的学习或工作，使身体产生压抑的“应激激素”皮质醇水平，导致失眠、头痛，甚至消化问题等症状。按摩疗法是一种有利于保持和提高身体灵活性治疗，通过对肌肉、肌腱、结缔组织、韧带及关节的按摩，减少身体的皮质醇，能够提高身体的灵活性，使身体进入一个轻松的休息模式，让关节和肌肉流畅活动，不容易受伤。

按摩排毒，通过放松长期不良姿势导致疼痛的肌肉，使身体达到一个自然自由的姿态；同时能够更好地促进血液循环，使皮肤呈现自然光亮的色泽，增强身体免疫系统的抵抗力，提高整个身体的免疫功能。按摩对于改善循环系统和促进新陈代谢有相当大的好处，对于一般慢性病或身体过度虚弱的患者，是安全可靠的。

最主要的是，按摩排毒的最大好处在于缓解压力。临床研究表明，即使是半个小时至 1 个小时的短时间按摩，也有助于显著降低心跳、皮质醇水平和胰岛素水平，减轻身体的压力，改善自身的情绪。

按摩简单地分为头部按摩、耳部按摩和背部按摩。头部有着非常丰富的穴位，头部按摩可以有效地缓解头晕、头痛，改善肩部和颈部的酸痛，增加大脑的含氧量，改善睡眠的质量，头部按摩能够加强头部的血液循环，舒缓压力；耳朵上也有许多穴位，经常性地按摩耳部能够有效地改善偏头痛、耳鸣、耳聋、牙痛的状况，耳部按摩能有效地促进耳部的血液流程，增进血液循环，最重要的是，因肾开窍于耳，因此按摩耳部对肾也有很大的好处；背部是身体内脏的反射区，膀胱经就分布在脊柱两侧，做背部按摩有疏通经络、消除疲惫、放松全身的作用，能加速血液的循环，排出体内积累的毒素，促进身体健康。

按摩排毒也有需要特别注意的事项。

（1）禁忌被按摩者：各种急性传染病、急性骨髓炎、结核性关节炎、传染性皮肤病、皮肤湿疹、水火烫伤、皮肤溃疡、急性腹膜炎、急性化脓性腹膜炎、急性阑尾炎患者、肿瘤以及各种疮疡等症。正值经期的女生，怀孕五个月及以上的孕妇，久病、虚弱的、素有严重心血管病的或高龄体弱的患者。

(2) 被按摩者的肌肉应该处于一个充分放松的状态。

(3) 按摩者的双手保持清洁、温暖，指甲应修剪干净，手上不戴任何装饰品，以免损伤被按摩者的皮肤。

(4) 按摩时，应该注意操作方向，要顺着血液和淋巴液回流的方向；力道由轻到重，再逐渐减轻而结束。

火罐排毒素

拔火罐是一种中医的拔罐疗法，最早在西汉时期的帛书《五十二病方》中就有相关记载。拔火罐，又称为“火罐气”“吸筒疗法”，主要通过负压对于皮肤的吸附，从而使得身体里的湿气祛除的一种方法。拔火罐主要是以杯罐为工具，利用燃火、抽气等方法借助热力排出杯罐中的空气，产生负压，使罐吸附在人体皮肤的表面，造成局部瘀血的情况，从而达到通经活络、行气活血、消肿止痛、祛风散寒等效果。

最先，拔火罐用于吸血排脓，后扩大应用于肺痨、风湿等内科疾病，再后来进一步扩大了治疗范围，成为针灸治疗中的一种疗法。

拔罐排毒法在现代医学中应用广泛，因为拔火罐时在罐内形成负压作用，导致身体局部的毛细血管充血甚至破裂，红细胞破裂，表皮产生瘀血，出现溶血现象，身体立刻会产生一种组胺和类组胺的物质，随着血液流遍全身，刺激身体的器官，增强器官的活动能力，提高身体的抵抗力。再者，负压的强大吸拔力能够使身体的汗毛孔充分张开，刺激、加强汗腺和皮脂腺的功能，皮肤表层的衰老细胞迅速脱落，从而使身体内的毒素和废物快速排出。并且，拔火罐牵引了神经、肌肉、血管以及皮下的腺体，引发一系列神经内分泌反应，调节血管舒、缩功能和血管的通透性，疏通经络，调整气血，从而改善身体的血液循环。

拔火罐，能够让身体中的湿气和寒气，通过毛孔等皮肤组织渗透出来，从而排除体内积压的毒气。身体内部的经络、穴位和五脏六腑是相连相通的，从而使人体内的器官得到对应的调理。拔火罐后，身体会保持轻松，身体的不适得到有效的缓解，因为拔火罐局部的温热作用不仅仅使血管扩张，身体的血流量增加，而且增强了血管壁的通透性和身体细胞的吞噬能力，加速淋巴循环，形成一个良好的抗生物性病因的内部环境，对于人身体有强大的保健功能。

目前常用的罐具种类较多，有竹罐、玻璃罐、抽气罐等。

竹罐通常采用直径 3 ~ 5 厘米坚固无损的竹子，制成竹管，一端留节做底，另一端做罐口，取材方便，制作简单，竹罐的吸附力较大，不仅适用于肩背等肌肉丰满之处，而且也适用于腕、踝、足背、手背、肩颈等皮薄肉少的部位，通过负压改善局部血液循化，但容易燥裂漏气，而且不透明，无法观察竹罐皮肤的反应。

玻璃罐是由耐热玻璃加工制成，下端是开口，小口大肚。玻璃罐罐口光滑，质地透明，有助于观察拔罐部位的皮肤状况，便于观察充血和瘀血程度，掌握留罐的时间，但缺点是导热过快，容易造成皮肤烫伤。

抽气罐是由一种有机玻璃或透明的工程树脂材料制成，工作原理是利用罐顶的活塞来控制抽排空气，抽气罐不用火和电等危险源头，而且不会

烫伤皮肤，普遍应用于家庭的自我医疗保健。

拔罐的一般方法，先用镊子夹住酒精棉球点燃，在罐内绕一圈再迅速抽出，紧接着迅速把罐罩在被拔的部位上，即可吸住。

拔罐也能够有多种应用方式。

(1) 火罐先拔起后，又立刻吸附住体表，反复多次，直到皮肤出现潮红，多用于治疗面瘫。

(2) 在火罐的杯口涂抹万花油，火罐吸附于体表后，手握住罐底，上下来回推拉移动数次，直到皮肤变成潮红，一般用于面积较大、肌肉丰厚的部位，用于治疗感冒、咳嗽等病症。

(3) 火罐吸附于人体表面，一般留置 5 ~ 10 分钟，能够有效地治疗风寒湿痹、颈肩腰腿疼痛。

(4) 拔火罐先用梅花针或三棱针在皮肤局部叩刺或点刺出血，再迅速拔罐，使罐内出血 3 ~ 5 毫升，可用于治疗痤疮等皮肤疾患。

拔火罐是一项需要严格把握的治疗方法，尤其是拔罐的时间和间隔，而且拔火罐也需要掌握一定的技巧，不然适得其反。

第一点，拔火罐首先要确定被拔罐者的体质。如果被拔罐者体质过于虚弱，则不适宜拔罐，因为拔火罐中有泻法，会使虚弱的体质更加虚弱；对于一些本身带有炎症或者本身有出血性疾病的患者，或者皮肤局部有皮肤破溃或皮肤病患者，拔火罐不但无益于身体，甚至还会对身体造成破坏性的后果；孕妇拔罐应十分慎重，孕妇的腰骶部及腹部是禁止拔罐的部位，极易造成流产；年老且患有心脏病者，容易导致心脏疾病复发。

第二点，拔火罐的时间要严格控制。一般拔火罐的时间应该掌握在 8 ~ 10 分钟，以免造成皮肤起泡，尤其是糖尿病症患者，起泡容易造成感染。拔火罐的时间根据火罐的大小、材质以及负压的力度的不同，拔火罐的时间也有所不同。一般点上火闪完到起罐，不宜超过 10 分钟。拔火罐的主要原理是负压而不在于时间，在负压很大的情况下拔罐时间过长容易使皮肤产生水泡，这不但会伤害到皮肤，还有可能引起皮肤感染。在拔火罐之后，皮肤表面不慎起泡，如果起泡的直径小于 1 毫米，可自行吸收，但直径超过 1 毫米，应及时到医院进行处理。

第三点，注重火罐的清洁。1 个人应该使用 1 套罐具，一般在使用 5 次以后对拔罐工具进行清洗，防止受到感染。

第四点，拔火罐时切忌火烧罐口。留罐的时间不能超过 20 分钟，否则会烫伤皮肤。

第五点，拔火罐后勿立即洗澡。俗话说："火罐和洗澡，一个也少不了。"的确，温热的洗澡水和温热的火罐，想着都舒服，但是洗澡和拔火罐的顺序要严格把握，一般洗完澡拔火罐，绝对不能在拔完火罐之后洗澡。皮肤在拔完火罐后，处于一种被伤害的状态下，洗澡非常容易造成皮肤损伤、发炎。

第六点，不要在同一位置反复拔罐。拔火罐时拔满全身，有助于对身体进行全面调理，但是在同一个位置反复拔罐，容易对皮肤造成红肿和破损。

03 轻解毒：大意中了毒，自己先救护

变质食物中毒的解毒处理

变质，也就是指食物在微生物的作用下所发生的腐烂变质，包括食物的主要成分以及感官性质的各种酶性、非酶性变化或者被其他物质污染，降低了食物的食用价值。

变质的食物会给人体的健康带来不良影响，例如引起食物中毒。食物变质是因为细菌在食物中繁殖，使食物呈现异样的颜色，食物失去原有的色香味，脂肪和碳水化合物在细菌的分解作用下产生难闻的气味。

食物变质后，其中的蛋白质、脂肪和碳水化合物的结构发生变化，丧失了原有的营养价值，并且产生低分子结构的有毒物质，从而使身体出现中毒的现象。

变质食物常常引起急性中毒，程度轻者大多以急性胃肠炎的症状出现，比如呕吐、腹痛、腹泻、发烧等，经过一般治疗就能够恢复健康；程度严重者呼吸、循环、神经等系统会出现问题，需要立即进行抢救。

有些食物中含有较少的有毒有害物质，或者食物本身的毒性，并不会

引起急性中毒的症状，但是长期食用变质食物，往往会造成慢性中毒，甚至有致癌的作用。

下面，介绍食用一些变质食物的危害和解毒方法。

1. 食用变质的肉制品

随着气温的升高，肉制品容易变质，变质的原因有很多种，比如在生产和销售的过程中受到污染；在较高的温度下存放的时间过长，容易滋生大量细菌；或者加热不够彻底，都容易导致肉制品变质，因为变质的肉制品中含有大量的蜡样芽孢杆菌，食用后容易引起食物中毒。

食用变质肉制品的情况常发生在炎热的天气，潜伏期一般在 1 ～ 48 小时，表现为胃肠道的症状或者神经症状型食物中毒，一般症状以急性肠胃炎为主，有恶心、呕吐、腹泻、腹痛、头痛、全身乏力和发热等症状，严重者则出现寒战、惊厥、抽搐和昏迷等病状，老人、儿童和体弱的患者不及时进行急救处理可能导致死亡。

预防变质肉制品中毒的措施有，保持肉制品加工的环境清洁、消毒；选择新鲜的原料，不用变质的禽畜肉；肉制品加热的中心温度要达到 70℃以上，储藏肉制品应该保持 10℃以下，在室温下存放不得超过 4 个小时；生熟肉制品分开存放，生吃肉制品之前要彻底清洗，进行消毒，隔夜的肉制品在食用前必须重新加热。

2. 变质的鸡蛋

曾经有一个病例，一位老人购买了一斤土鸡蛋，回家后发现有几个鸡蛋破碎了，而且散发出一股奇怪的味道，扔掉觉得可惜了。他认为刚买的鸡蛋不会有什么问题，于是就把鸡蛋炒了吃。

吃下鸡蛋后，老人觉得全身乏力，过了一会儿，出现头晕、口唇发绀等症状，去医院确诊为因食用了变质的鸡蛋而导致的亚硝酸中毒，对人体的健康产生不利的影响。因此，在日常生活中，要注意防止鸡蛋变质。

首先，散装的鸡蛋在存放之前不要进行清洗，因为鸡蛋壳上不仅有气孔，还有一层薄膜，清洗过程中会把薄膜破坏掉，细菌容易通过气孔进入蛋内，加速鸡蛋变质。

其次，把散装鸡蛋放入冰箱的时候，鸡蛋较尖的一端摆在下方，因为鸡蛋的气室位于鸡蛋的圆端部分，圆端向上，能够有效地避免散黄，延长鸡蛋的保存时间。

再者，鸡蛋最适当的保存温度是 5 ~ 7℃，也就是冰箱冷藏室的温度，鸡蛋在冰箱内最长能够存放 2 个月。

最后，储存在冰箱的鸡蛋不易反复挪动。鸡蛋遇冷再遇热，鸡蛋的表面会产生小水珠，细菌也会因此附着在蛋壳的表面，放回冰箱后，细菌继续繁殖，并且侵入鸡蛋中，导致鸡蛋变质。尤其是天气炎热时，从冰箱取出的鸡蛋应该尽快食用，不宜再放回冰箱。

随着天气转热，鸡蛋容易发生腐烂，产生有毒物质，变质后要及时丢弃不要食用。

3. 变质的水果

天气逐渐转热，细菌繁殖的速度加快，不仅仅是菜肴，水果也容易霉变腐烂，因此要谨防食用变质水果中毒。

(1) 榴莲。近日，某城市有一家人在超市看到榴莲正在搞促销活动，价格比平时便宜很多，于是买了一个回家，一家人围着饭桌兴高采烈地吃了。没想到，当天晚上，全家人出现了嘴唇发麻、头晕等症状，到医院确认为食物中毒。

原来，正在搞促销的榴莲并不新鲜，散发着一股怪味，并不是熟透的味道。夏季，气温高，雨水充足，水果等容易发生腐烂或者霉变，产生有毒物质，因此购买水果时尽量选择新鲜、清洁的，平时需要注意冷藏水果保存，不能一次性吃完的水果也要冷藏保存，并且缩短保存的时间，已经变质的水果要及时丢弃。

(2) 甘蔗。甘蔗是水果中的佳品，具有很高的营养价值，深受人们的喜爱，但如果食用了已经发霉变质的甘蔗，则容易导致中毒，严重的会危及生命健康。

甘蔗在收割以后，储藏的时间较长，尤其是等过了冬上市的甘蔗，会因为储藏的方式不当，运输的过程中受到污染，都会导致霉菌的生长；甘蔗如果未完全成熟就收割，含糖量低，而且更容易变质。

食用变质甘蔗中毒的事件一般发生在北方城市，因为北方的甘蔗大多都是从南方运输过去的，存放时间较长，加上长途运输过程中的堆积、碰撞等，容易造成甘蔗发热，温度升高而导致微生物迅速繁殖，从而导致部分甘蔗变质和霉变。

变质甘蔗中含有一种叫做节菱孢霉的致病微生物，它是一种真菌，能够产生一种强烈的嗜神经毒素，这种毒素主要损害人体的中枢神经系统。

食用变质甘蔗中毒的潜伏期最短只有十几分钟，长则十几个小时，中毒的患者一开始是呕吐、头晕、视力模糊，接着阵发性抽搐，抽搐时四肢僵直、大小便失禁。每日发作多次，最后昏迷，甚至出现呼吸衰竭的现象而死亡，幸存者会有神经系统损害后遗症，失去生活的能力。

当出现食用霉变甘蔗而导致中毒的症状，应该迅速送到医院进行治疗，通过洗胃、灌肠等医学方法，把体内的毒物排出体外。目前对处理变质甘蔗中毒的主要措施在于预防：不食用变质的甘蔗。购买甘蔗的时候，一般遵循“摸、看、闻”三个原则，“摸”指的是检验甘蔗的软硬度，“看”指的是看甘蔗的瓤部是否新鲜；“闻”指的是闻甘蔗是否有异味。新鲜的甘蔗质地坚硬，果肉清白，味道甘甜，散发着清香味；而霉变的甘蔗外皮没有光泽，质地较软，瓤部的颜色呈浅棕色、有暗灰色的斑点，散发一股“霉”味或“酒糟”味。

 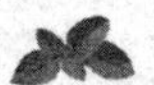

未熟食物中毒的解毒处理

食物是身体营养的主要来源，含有丰富的营养物质，不过在日常生活中，人们吃食物的一些方式是错误的，比如食用未煮熟的食物，从而导致身体出现中毒的现象，严重的会威胁到生命的安全。特别是有一些食物未煮熟就食用，其毒性比砒霜还高。

1. 菜豆类

菜豆类，包括扁豆、四季豆、芸豆、刀豆等。生的菜豆或者未煮熟的菜豆中含有丰富的红细胞凝集素和皂苷，这两种生物的毒素分别具有红细胞凝集和溶血的作用，进入人体后发挥作用而导致生病。

菜豆中毒的潜伏期大都在1个小时左右，最长的不会超过5小时，主要表现为胃肠炎的症状，比如恶心、呕吐、腹痛和腹泻，也有头晕、头痛、胸闷、出冷汗、心慌、胃部有强烈的烧灼感等，病程一般为数小时或1～2天，一般程度的中毒可以自愈，严重中毒的则需要去医院进行治疗。

近年来，因为食用未熟的菜豆而导致的食物中毒事件日渐增多，一年四季均可发生，以夏、秋季为多。皂苷主要集中在菜豆的外皮上，只要烹调的时间足够就能消除菜豆的毒性。预防菜豆中毒最有效的措施就是烧熟煮透，无论是炒、炖还有凉拌，都要加热直到菜豆失去原有的生绿色且食用的时候没有豆腥味；同时，在烹饪的过程中，保证菜豆都均匀受热。

(1) 四季豆。四季豆中的致命毒素是皂素，如果食用未煮熟的四季豆，四季豆中的皂素会强烈地刺激消化道，而且四季豆中含有凝血素，具有凝血的作用。此外，四季豆中含有亚硝酸盐和胰蛋白酶，刺激肠胃，导致出现肠胃炎的症状。为了防止四季豆中毒，一定要把四季豆煮透、煮熟。

(2) 豆角。豆角是受许多人喜爱的美食，但是由于食用未煮熟的豆角而导致食物中毒的事件常有发生。因为豆角中含有一种叫做凝集素的有毒蛋白，食用后，刺激胃肠道，出现恶心、呕吐、眩晕、腹痛、腹泻等症状，引起食物中毒。因此，一定要确保豆角煮熟煮透后食用。

(3) 蚕豆。蚕豆含有巢菜碱苷，人食用后，会引起急性溶血性贫血，也就是蚕豆黄病，一般在吃生蚕豆后 4 ~ 24 小时内出现中毒现象。为了防止蚕豆中毒，不能吃新鲜的嫩蚕豆，一定要煮熟后再食用。

(4) 豆浆。饮用未煮熟的豆浆，容易导致中毒，潜伏期是在食用豆浆后半小时至一个小时，开始食道和胃部有烧灼感，继而出现恶心、呕吐、头晕、头痛及腹痛等症状，少数人可能引起腹泻，病情严重的会引起全身的虚弱、痉挛及呼吸困难等症状。

未煮熟的豆浆中含有皂素，不仅仅对黏膜有强烈的刺激作用，能够使身体局部充血、肿胀，而且还会能破坏身体的红细胞，但是这种毒素在高温中可以立即被破坏。

当豆浆加热煮到 80℃的时候，皂素会受热膨胀，泡沫上浮表面，形成一种“假沸”的现象，但是此时皂素等有害有毒的成分并没有遭到完全破坏，饮用“假沸”的豆浆则会引起中毒。

因此，为了防止饮用未煮熟的豆浆中毒，在煮豆浆的过程中，出现

“假沸”之后还应该继续加热至100℃，再用小火煮10分钟左右即可。完全煮熟的豆浆没有泡沫，泡沫的消失表示皂素等有毒有害的成分已经完全被破坏。

2. 木薯

虽然木薯的块根含有丰富的淀粉，但是木薯全株的各个部位，包括根、茎、叶都含有毒物质——亚麻仁苦苷，而且新鲜的木薯根部的毒性较大。因此，在食用木薯块根时，一定要特别注意，摄入未煮熟的木薯或者饮用木薯汤，都有可能引起中毒。

一个成年人食用150～300克未煮熟的木薯就可能引起中毒，严重的还会导致死亡。要防止木薯中毒的方法是在食用木薯前，去皮，然后用清水浸薯肉，使得有毒物质溶解，泡6天左右就可以去除大约70%的有毒物质，再加热煮熟，即可食用。

3. 十字花科类蔬菜

十字花科类的蔬菜，包括有油菜、芥菜、萝卜等，这类蔬菜中大多含有芥子油苷，芥子油苷是一种能够阻止人体生长发育和引发甲状腺肿大的毒素。不同的蔬菜，或者同一蔬菜的不同部位芥子油苷的含量差别也很大，食用未煮熟的十字花科类蔬菜，容易出现甲状腺肿大、新陈代谢紊乱的症状，类似于食物中毒，严重的可能导致死亡。

因此，烹饪十字花科类的蔬菜之前，必须先用沸水焯一下后再食用。

荠菜是十字花科类蔬菜中的一种，含有大量的亚硝酸盐，被摄入人体后，会导致人体内正常的血红蛋白氧化成高铁血红蛋白，阻止血红蛋白释放氧气，引起身体缺氧，从而使人发生中毒现象。

因此，一定要食用新鲜的蔬菜，而且确保菜要煮熟煮透。

4. 黄花菜

黄花菜，又称为金针菜，是人们最喜爱的菜肴之一。但是黄花菜中含有秋水仙碱这种有毒物质，人体摄取秋水仙碱之后，在人体组织内容易被氧化，生成二秋水仙碱，二秋水仙碱是一种含有剧毒的物质，对人体的胃肠道和泌尿系统产生不利的影响，严重的则会威胁身体的健康。

一个成年人一次性食鲜黄花菜 50 ~ 100 克就会引起中毒的症状。因此，为了防止鲜黄花菜中毒，先把鲜黄花菜在沸水中煮一会儿，再用清水浸泡，便能够去除大部分的水溶性秋水仙碱；或者把鲜黄花菜煮熟、煮透，再烹饪食用。

5. 新鲜木耳

鲜木耳含有一种光感物质，这种物质对光线十分敏感，食用鲜木耳后经过太阳照射，会引起日光皮炎，严重的会发生咽喉水肿，出现呼吸困难的症状。因此，新鲜木耳不可食用。

6. 猕猴桃

需要放置一段时间再食用，有关猕猴桃曾经流传着一个说法："3 天软，7 天烂，半月坏一半"。因此在购买猕猴桃的时候，应该选择僵硬状态，并且没有机械性损伤的果实，但是这时候的猕猴桃并没有达到最佳食用的状态，因为硬邦邦的猕猴桃含有较低的糖分，口味酸涩，猕猴桃中含有大量的蛋白酶，分解舌头和口腔黏膜的蛋白质，引起口中的不适。常温下，猕猴桃放 3 天左右就会变软，也就达到了最佳食用状态，也就是用手指轻轻地按猕猴桃的两端，按压处发生轻微的变形，果肉不再坚硬，但也没有很软，此时就是猕猴桃的最佳食用时间。

隔夜食物中毒的解毒处理

1. 食用隔夜食物的危害

大概在几年前，网络上曾经流传过一则新闻，说“吃隔夜饭菜导致患胃癌的风险增高 3.6 倍”，虽然其中的可能性需要再验证，但是隔夜的饭菜的确会对人体的健康产生不良的影响。

不浪费食物，毋庸置疑是一种美德，特别是有老人的家庭，往往习惯把吃剩的饭菜留到第二天继续食用，这些食物也随之变成了隔夜饭菜，但是并不是每一种隔夜的食物都能吃，有些隔夜食物吃了之后会引发食物中毒，甚至有可能威胁身体健康和生命安全。

根据某些科学的测定，有些隔夜食物特别是隔夜的饭菜，其中的营养价值遭到了破坏，而且还产生了对人体有毒有害的亚硝酸盐。亚硝酸盐的含量随着储藏时间的长短以及温度的高低而变化，时间越长，温度越高，亚硝酸盐的含量也就越多。

冰箱的冷藏功能，可以减缓食物中亚硝酸盐的形成。冰箱的普及使用，使人们从食物中摄入亚硝酸盐的含量下降。但是，这并不等于把饭菜放进冰箱就安全了，时间一长，亚硝酸盐的含量仍然会增加。

隔了一夜之后，炒熟的饭菜中含有的油和盐，致使饭菜中的维生素都氧化，从而导致亚硝酸盐的含量大幅度增高，经过胃的消化作用在人体内生成一种诱发癌症的物质，导致生成“高铁血红蛋白症”，从而导致血液失去携带氧气的能力，出现缺氧症状，严重的可能会危及生命，成为健康最大的隐患之一。

尤其是在天气热的时候，隔夜的饭菜容易受到细菌的污染，细菌在饭菜中大量繁殖，容易引发胃肠炎等疾病。因此，对待隔夜的食物一定要谨慎，以免危害到人体的健康。

2. 不可食用的隔夜食物

(1) 隔夜开水和隔夜茶。亚硝酸盐在人体内会形成致癌的亚硝胺，不少的研究数据表明，开水中的亚硝酸盐的含量比生水的含量高，而且反复多次煮沸的开水，或者时间超过24小时的开水，亚硝酸盐的含量明显升高。

烧开的水放置大约24小时，其中亚硝酸盐的含量是刚烧开时候的1.3倍左右，因此最健康的喝水习惯就是现烧现喝，或者只喝当天的开水，不要喝隔夜的开水或者煮沸时间过长的开水。实验指出，烧开3～5分钟的自来水，亚硝酸盐和氯化物等有毒有害成分的含量最低，最适宜人们饮用。

并且，隔夜茶也不能喝，因为存放的时间过久，茶中的维生素大量流失，而且茶水中的蛋白质、糖类等物质都会成为细菌和霉菌繁殖的养料。

(2) 隔夜汤。现代人都喜欢喝汤来补充身体的营养，煲汤也成为日常家庭最喜欢的食物之一。但是有时候煲汤的分量过大，一天喝不完，于是把喝不完的汤放入冰箱中，第二天再煮再喝。

喝隔夜汤未尝不可，但是隔夜汤需要正确合理的保存方法，不然隔夜汤不仅丧失了原本的营养，而且会导致身体的不适。煲汤完成的时候，要选择干净的没有经过污染的勺子盛出，喝不完的，选择用瓦罐、玻璃或陶瓷器皿盛装放进冰箱，不能使用铝锅和不锈钢锅，因为汤中的物质容易与

铝和钢发生化学反应，不利于身体的健康。

(3) 隔夜银耳汤。银耳汤是一种高级的营养补品，但是隔夜的银耳汤中的营养成分减少并且产生有害成分。因为银耳中含有较多的硝酸盐类，经过煮熟放置，时间过长，在细菌的分解作用下，硝酸盐会还原成亚硝酸盐。

当人们喝了隔夜的银耳汤，汤中的亚硝酸盐就会进入血液循环，使携带大量氧气的血红蛋白氧化成高铁血红蛋白，失去携带氧气的能力，导致人体缺乏正常的造血功能。

(4) 隔夜的半生鸡蛋。有一些人喜欢吃半生半熟的鸡蛋，也就是蛋黄呈现半液体状的鸡蛋，因为这种鸡蛋保持鸡蛋原有的营养成分，但是半生的鸡蛋不能隔夜吃。生鸡蛋中含有许多细菌和病毒，隔夜后特别容易滋生细菌，对人体的健康是有害的，容易造成肠胃不适、胀气等。

但如果是第一次已经煮熟的鸡蛋，经过低温的密封保存，隔夜再热透吃是没有什么问题的，对人体的健康也没有什么危害。

(5) 隔夜的卤味凉菜。卤味和凉菜是夏季人们爱吃的时令菜，常常头一天吃不完，都会放进冰箱第二天再吃，但是这种做法有很大的安全隐患。因为卤味和凉菜本身在加工的过程中就已经不可避免地受到了一定的污染，隔夜后，卤味和凉菜可能已经变质了，即使放在冰箱里，也并非绝对健康，因此出于口感和健康的考虑，隔夜的卤味和凉菜不适宜再食用。

(6) 隔夜的海鲜。鱼等海鲜，在隔夜后容易产生蛋白质降解物，对于肝、肾的功能有一定的损害。

(7) 隔夜的蔬菜。部分绿叶类蔬菜中含有较多的硝酸盐，虽然放进冰箱中冷藏后，亚硝酸盐的含量会有所减少，但是，如果放置的时间过久，在细菌的分解作用下，硝酸盐便会还原成亚硝酸盐，亚硝酸盐的含量增加。因此，隔夜的蔬菜营养大量损失，还有致癌的作用，容易导致疾病，所以当天的蔬菜应该当天吃完。

不同的蔬菜在相同的储藏条件下生成的亚硝酸盐的含量不同，茎叶蔬菜生成最多，根茎类和花菜类居中，瓜类蔬菜稍低一些。因此，同时购买了不同种类的蔬菜，首先应该吃茎叶类的，比如大白菜和菠菜等；如果打算第二天再食用，尽量少做茎叶类蔬菜，多做瓜类蔬菜。

3. 隔夜饭菜的处理

隔夜的饭菜虽然不是我们所希望的，但对于食品，特别是肉类来说，煮一次吃两三顿是一种常见的情况。只要在烹饪之后立刻分装保存，第二餐再进行合理的加热利用，就能够健康地与隔夜饭菜和平相处。

首先，剩菜在食用后应该尽快放入冰箱，缩短菜肴在常温下存放的时间，减慢细菌在菜肴中的繁殖速度。剩菜再次食用的时候，一定要彻底加热，所谓彻底加热，就是把菜加热到 100℃，保持沸腾 3 分钟以上，因为隔夜菜上的细菌虽然不会导致食物变质，但是会导致人生病，加热食品，能够杀灭食品中大部分的微生物。

剩饭应该散开，放在通风、阴凉和干净的地方，避免受到污染，等剩饭降至室温，再放入冰箱中冷藏。吃隔夜饭之前一定要彻底加热，并且要热透才能够吃，不能吃开水或者菜汤泡的隔夜饭。

不同的隔夜食物，应该选择不同的加热方式，加热的时间也不同。

(1) 肉类加热，如果肉块比较大，加热的时间应该更长，或者把肉块切碎，再重新加热。

(2) 豆制品加热，豆制品更容易腐败，因此在加热的过程中要更加注意。

(3) 蔬菜加热，实际上，蔬菜不适合长时间加热，也不能反复多次加热，一般选择用蒸的方式，减少营养素的损失。

选择用微波炉加热隔夜食物是一个不错的方法，微波炉能够使食物内部得到充分加热，但是在一般的家庭中，微波加热的时间控制不好，而且容易发生食物飞溅到微波炉内部的麻烦。因此，考虑先用微波炉把隔夜饭菜加热一两分钟，令食物内部的温度上升，然后再用锅进行加热，或者放到蒸锅上蒸，这样容易热透。

冰箱食物中毒的解毒处理

一、食用冰箱食物的危害

1. 冰箱食物中毒

夏天是一个炎热的季节，为了防止食物变质变馊，用冰箱来存放食物是一件很正常很方便的事情，因此很多人都喜欢买很多食物放在冰箱里，如水果、冰激凌等，而且每天吃不完的饭菜也都会放在冰箱里，但是如果这些食物保存不当，容易引起食物中毒，出现腹泻、呕吐等。

冰箱食物中毒，是指食物在冰箱的存放时间过长，吃了有可能会让人产生恶心、呕吐、腹泻等中毒症状，因为冰箱并不完全是食品保鲜的保险柜，危害人体健康的许多疾病都是因为吃了冰箱里被污染的食物而导致的。通常，在冰箱里存储食物的时候，常常会出现生熟食品混放的情况，出现食品变质或者受到污染的问题，从而引发冰箱食物中毒。

食用冰箱食物中毒，一般出现的症状以急性的胃肠道症状为主，有恶心、呕吐、腹痛、腹泻、头晕等症状。

2. 冰箱肠炎

夏季，细菌繁殖的速度非常快，特别是在潮湿的地方。因为夏天外部的温度高，而且冰箱的开门频率又比以往增加，因而冰箱内的温度无法很好的维持，细菌繁殖的概率明显增加，从而导致身体疾病的产生。

无论男女老少都喜欢在夏天吃各种冰镇饮料或者冰镇水果，因为室外炎热，人们需要解暑。于是西瓜、可乐等食物都放进了冰箱，但是人们却不知道经常喝冷饮会干扰肠胃的正常蠕动，影响人体的消化功能，容易使人患上“冰箱肠炎”。

同样，许多人把新鲜的鱼、肉等食物一同放进冰箱，饮品、水果和糕点也相互混淆放置，容易造成生熟食品交叉感染，也是生成“冰箱肠炎”的原因之一。

根据医生的介绍，每个人都习惯在冰箱中长期地储存大量的食物，如果食物在冰箱中储存的时间过久，冰箱的清理又不及时，各种细菌，尤其是大肠杆菌，容易在湿冷的环境中滋生。从冰箱中取出的食物如果没有经过加热而直接食用，细菌容易侵入肠胃，从而引发“冰箱肠炎”。

“冰箱肠炎”的中毒症状一般有腹部隐痛、畏寒、发热、浑身乏力、恶心呕吐，厌油以及轻中度的腹泻，严重的可能导致中毒性肠麻痹。因此，冰箱只是一个冷藏的工具，不是消毒柜。在夏季的时候一定要注意预防“冰箱肠炎”。在冰箱中，生食物和熟食物要分开，熟食应该放入加盖的容器中存放，避免细菌交叉感染；存放在冰箱内的熟食必须经过烧透再食用，预防病从口入；定期清理冰箱；适量地饮用冰镇食品。

二、使用冰箱存放食物的注意事项

1. 四类食物不适宜放在冰箱里

(1) 根茎类蔬菜。皮质厚实的土豆、胡萝卜、南瓜、冬瓜、洋葱等蔬

菜在室温下存放即可，长时间放在冰箱里容易变黑变软。

(2) 热带水果。香蕉、芒果等热带和亚热带水果，对低温环境的适应性较差，放在冰箱里冷藏，会冻伤水果，影响水果的口感。

(3) 腌制肉。腊肉、火腿等肉类腌制品适合放在阴凉通风的地方，这样有利于保存食物的风味。如果把肉类腌制品放进冰箱，容易导致食物出现异味，缩短了储藏的时间。

而速冻食品，比如肉类和鱼类，在解冻之后，细菌就会迅速地大量地繁殖，解冻后的食物不适宜再次放回冰箱。因此，把肉类食物放入冰箱之前，最好先把食物分成一份份包装起来，一次拿一份进行解冻。

(4) 面点。馒头、花卷、面包等淀粉类食物，放在冰箱里容易加快变干变硬。在储藏之前，可以选择先用保鲜膜或者保鲜袋装好再放入冰箱。

2. 隔夜菜隔夜饭不适宜长时间存放在冰箱

在过年过节期间，每户家庭都会准备异常丰盛的食物，比如各类蔬果、肉类等，一般当天是吃不完的，于是许多人会把剩菜剩饭放进冰箱，因为他们觉得冰箱是安全的，不会让食物变味或者变质。然而，实际上，冰箱只是通过降温的方式，抑制细菌的繁殖速度。营养学中有一个说法，隔夜饭菜中的亚硝酸盐含量较高，加热隔夜菜隔夜饭只是消灭其中的微生物和细菌，亚硝酸盐是不会消失的。

有一个实验，在烧熟的菜肴放置一天后，研究者发现亚硝酸盐的含量大幅度升高，而荤菜中的亚硝酸盐的含量更高。一天之内，微生物大量分解了蛋白质化合物，从而使硝酸盐转化为亚硝酸盐。因此，隔夜菜隔夜饭在冰箱存放的时间过长，一样也会变味变质，吃了之后会产生恶心、呕吐、腹泻等中毒的症状。因为人体只要摄入 0.2 ~ 0.5 克的亚硝酸盐就容易引起中毒，长期食用还会引发癌症等疾病。

3. 经常食用的食物在冰箱里的储存时限

现如今，冰箱的设计越来越先进，冰箱一般分为冷藏室和冷冻室两个空间，冷藏室的温度在 4 ~ 5℃，而冷冻室则在零下 18℃，每个空间所存放的食物都应该有所分类。冷藏室放近日内要食用的肉类、鱼类，或新鲜的蔬菜水果，而冷冻室放置速冻食物。

下面，介绍经常食用的食物在冰箱中的储藏时间。

(1) 肉：冷藏 1 ~ 2 天，冷冻 90 天左右。

(2) 鸡肉：冷藏 2 ~ 3 天，冷冻 360 天左右。

(3) 肉排：冷藏 2 ~ 3 天，冷冻 270 天左右。

(4) 鱼类：冷藏 1 ~ 2 天，冷冻 90 ~ 180 天。

(5) 西红柿能够冷藏 12 天，芹菜能够冷藏 7 ~ 14 天。

(6) 鲜蛋能够冷藏 30 ~ 60 天，而熟鸡蛋一般冷藏 6 ~ 7 天。

(7) 牛奶能够冷藏 5 ~ 6 天，酸奶能够冷藏 7 ~ 10 天。

(8) 饮料和酒类饮品：在 4℃左右储藏，开启后应尽量喝完。

(9) 剩饭的冷藏不超过 3 天，剩菜尤其是素菜不适宜在冰箱里存放，应该现烧现吃。

(10) 花生酱、芝麻酱等：开罐之后能够冷藏 90 天。

4. 适宜在室温储藏的食物

冷藏某些食物会导致食物口感改变，降低其中的营养、甚至加速食物腐败变质，因此有些食物在室温下储存的效果比冷藏更好。

(1) 面包：面包在冷藏后容易变干、变硬，容易掉渣，营养和口感都不如常温下保持得好。

(2) 咖啡：冷藏的咖啡容易吸收冰箱中其他食物的异味，同时，温度骤降会导致咖啡脱水，而且影响咖啡的香味。

(3) 红酒：红酒的储藏以 12℃左右的恒温为适宜，不能贮在温度变化

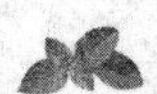

大的环境中。冰箱的工作原理一般都是间歇式的，反复的温度变化对红酒的品质有很大的破坏作用。

(4) 辣椒酱：辣椒酱在一般的室温下就能够储藏三年。

(5) 蜂蜜：蜂蜜放在冰箱里冷藏，容易加快蜂蜜中糖分结晶的速度，蜂蜜容易变稠而影响口感。

(6) 西红柿：西红柿在冷藏之后，口感会发生改变。冰箱的温度过低，容易导致西红柿的果肉呈现软烂的水泡状，或者出现散裂的黑斑，时间一长还会发生腐烂。

(7) 土豆：低温冷藏后的土豆会变硬，口感变差，会产生如沙粒般的口感。

(8) 洋葱：洋葱在冰箱中冷藏的时间过长，容易失去水分，导致霉变和变黏。同时，洋葱的味道会影响其他的食物。

(9) 大蒜：温度较低的冷藏室容易导致大蒜发芽、变质或发霉，蒜瓣也会变软。

5. 使用冰箱保存食物的注意事项

(1) 冰箱要定期清理消毒。冰箱的常用冷藏温度是 4 ~ 8℃，在这种低温的环境下，绝大多数细菌的生长速度都会放慢。但是有些细菌嗜冷，在低温的状态下能迅速地增长繁殖。如果食用感染了这类细菌的食品，也会引起肠道疾病。冰箱的冷冻室的温度一般在零下 18℃，一般的细菌都会被杀死，但是冷冻并不等于完全杀菌，抗冻能力强的细菌会存活下来。因此，如果冰箱不进行及时定期的消毒，容易成为部分细菌的“温床”。

(2) 生食物和熟食物不能放在一起。生食和熟食的存放时间以及对温度都有不同的要求，通常生食中普遍都存有各种寄生虫以及细菌，与熟食放在一起容易污染熟食。因此，应该使用保鲜膜或者保鲜盒等将各种食物分开存放。

(3) 肉类食物要特别处理。鱼肉、猪肉、牛肉等食物放入冰箱前，最好能够进行一些处理。鲜鱼、肉等食物最好先用塑料袋封装，再放入冷冻室贮藏，而蔬菜、水果则需要把外表的水分擦干，再放入冰箱的冷藏室为宜。

(4) 过烫的食物不能放进冰箱里。过烫的食物放入运转的冰箱内，容易减短冰箱的使用寿命。

(5) 食物不宜过满。冰箱内存放食物不宜过多，容易导致食物的外部温度低而内部温度高，从而导致变质；冰箱内要留有一定的空隙，使冰箱中的空气得以正常对流，以此来减轻冰箱的负荷；而过多的食物放在一起，容易造成食物之间细菌的交叉感染，食用后导致人体出现各种不适，甚至产生各种疾病。

(6) 瓶装饮料不宜放在冷冻室。各类饮料、牛奶等外表有包装的食物，不要放入冷冻室，以免包装瓶冻裂。最好放在冷藏室内，温度保持在4℃左右。

味精中毒的解毒处理

味精是一种调味料，是以粮食为原料经过发酵提纯而形成的谷氨酸钠结晶，主要成分为谷氨酸钠。味精的主要作用是增加食品的鲜味，在炒菜、做馅、拌凉菜的时候都可以加入，也可以用于汤和调味汁。在中国菜里使用最多，是家家户户常备的调味品之一。

1. 味精的作用

味精对于人体来说并没有直接的营养价值，它的首要效果是增加菜或汤的鲜味，提高人们的食欲，有助于提高人体对食物的消化。此外，味精中的主要成分谷氨酸钠具有治疗慢性肝炎、肝昏迷、神经衰弱、癫痫病、胃酸缺乏等疾病的作用。

2. 味精对人体的危害

在我们的印象里面，家中的老人时常会念叨，太多味精对身体是有害的。味精的主要作用是增加食物的鲜味，而且味精对于改变人体细胞的养分状况，治疗神经衰弱等病症起到辅佐效果，但是使用不当不仅会失去调味的效果，而且还会对人体的健康产生负面影响。

中国疾病预防控制中心营养和食品安全研究所的调查显示，中国成年居民味精的使用与身体超重有一定的联系，味精消耗量日均超过 1 克的人群超重和肥胖的比例为 37%，而味精消耗量日均低于 1 克的人群超重和肥胖的比例为 28%。如果每天摄入味精的量超过 2.2 克，那么超重的风险将显著增加。而国外研究人员对于中国近 1 万名成人的饮食习惯进行了长达 5 年的跟踪调查，调查结果显示，每日摄入味精 5 克以上的人群与摄入 0.5 克的人群相比，超重和肥胖的概率要高出 30% 左右。其中的原因在于味精能够增加食物的鲜味，引起食欲，增加食物摄入量。

过多地食用味精后，人体血液中的谷氨酸含量就会升高，阻碍身体对钙和镁元素的吸收，从而引发短暂的头痛、心跳、恶心等症状，还会对生殖系统产生不好的影响。而且，食用过多，容易使人对味精产生依赖性，而且也会妨碍身体对其他营养的吸收。

婴幼儿过度地食用味精，容易导致血液中的锌转变成谷氨酸锌，通过尿液排出体外，从而导致身体的急性锌缺乏。缺锌则会导致弱智、夜盲症、性晚熟及成年侏儒症等病症。

哺乳期的母亲过多地食用味精，导致大量的谷氨酸会通过乳汁进入婴儿的身体，从而引发婴儿出现缺锌的症状。

味精中毒的表现一般为头痛、面红、多汗，面部压迫或者肿胀，口部或唇部麻木、胃部有烧灼感以及胸痛等症状。中毒后，无须进行紧急处理，只需要每天口服维生素，用量大约50毫克即可。因为，大量的研究资料表明，常规地食用味精对人体没有害处。

3. 食用味精有禁忌

味精是我们在日常烹饪经常用到的调味料，但是味精在烹饪中有一些处理技巧。

(1) 每日食用味精不可过量。虽然味精有鲜味，但是并非多多益善，过量的味精会导致菜肴产生一种似咸非咸、似涩非涩的怪味。

一般的情况下，每人每天食用味精不宜超过6克，婴儿食品不能使用味精，否则容易产生头痛、恶心、发热等症状，也可能导致高血糖；特别是老年人以及患有高血压、肾炎、水肿等疾病的患者应该谨慎食用。

(2) 高温时不宜使用味精。科学实验证明，味精在常温下不容易溶于水。在70～90℃的温度下，味精的溶解度最好，同时鲜味最足。超过100℃，味精容易随水蒸气挥发，超过130℃，味精容易变质成焦谷氨酸钠，不但丧失了其特有的鲜味，而且还会产生毒性。

烹调菜肴时，如果在温度高的时候放入味精，味精的成分会发生化学变化，变成焦谷氨酸钠，这种轻微的毒素，会对人体的健康产生不利的影响。

做菜的时候，放味精的最佳时机是在菜肴即将出锅即离火之后装盘之前的时候，对于任何炖、烧、煮、熬、蒸的菜，都不宜过早地放味精，都要在即将出锅时放入。

对于用高汤烹制的菜肴，不必放味精，因为高汤本身已经具有鲜、香、清的特点，而味精只提供鲜味，放入味精会使高汤的鲜味被掩盖而失去其鲜香的特点。在高汤中使用味精，会掩盖汤本身的味道。

(3) 低温时不宜使用味精。温度低的时候，味精不容易溶解。如果在凉菜中需要放味精提鲜，可以选择用温开水把味精溶化，等凉了以后浇在凉菜上。

(4) 碱性食物中不宜使用味精。在碱性的溶液中，味精会发生化学变化，生成一种具有氨水臭味的谷氨酸二钠。因此，烹制碱性食物的时候，不要放味精，比如烧制鱿鱼。

(5) 酸性食物中不宜使用味精。对于酸性菜肴，比如糖醋、醋熘、醋椒等菜类，都不宜使用味精，因为味精在酸性环境中不容易溶解，酸度越高越不容易溶解，提高鲜味的效果也越差。

(6) 偏甜的菜肴中不宜使用味精。味道偏甜的菜肴放味精会使食物非常难吃，既破坏了其本身的鲜味，又破坏了菜肴的甜味。

(7) 炒鸡蛋不宜使用味精。鸡蛋中含有较多的谷氨酸，炒鸡蛋的时候，一般要放盐，而盐的主要成分是氯化钠，经过加热，谷氨酸与氯化钠这两种物质结合产生一种叫做谷氨酸钠的新物质，也就是味精的主要成分。因此，在炒鸡蛋中加入味精，好比画蛇添足。

蔬菜中毒的解毒处理

1．蔬菜应该怎样吃

很多人认为，蔬菜皮中含有大量的营养物质，因此建议连同蔬菜皮一起吃掉。这种说法不无道理，但是有些蔬菜在食用之前必须削皮，否则很容易引起身体中毒。那么，哪些蔬菜是必须得削皮后才能食用的呢？

（1）蚕豆。体内缺乏6–磷酸葡萄糖脱氧酶的人，吃了蚕豆之后容易得溶血性黄疸，又称蚕豆病，这种病一般是遗传性的，因此，有类似家族病史的人应该到医院进行检查，并避免吃蚕豆。

（2）红薯。红薯长期生长在地下，它的表皮与土壤直接接触，吸收了很多有害有毒的物质，而且红薯皮含碱多，食用过多会引起肠胃的不适，尤其是用焦炭烤制的红薯，红薯皮中沉积了二氧化硫等有害物质，增加得癌症的风险。

（3）土豆。土豆皮中含有“配糖生物碱”，在体内累积到一定数量后就会引起中毒。由于这属于慢性中毒，症状不明显，因而往往被忽视。食用土豆最好去皮，特别要削干净已经变绿的皮。

2．有害健康的十种蔬菜

蔬菜是人们日常生活中必不可少的食物之一，但是对于蔬菜真正的营养价值以及禁忌，有些人并不清楚，以下介绍的十种蔬菜容易引起中毒。

(1) 青西红柿。没有成熟的西红柿中含有生物碱，人在食用生物碱后容易中毒。吃了未熟的青西红柿常常会感到不适，程度轻的口腔会感到苦涩，严重的则出现中毒现象。

(2) 鲜木耳。鲜木耳中含有一种光感物质，人在食用之后，这种物质会随着血液循环分布到人体的表皮细胞中，受到太阳的照射后，会引发日光性皮炎；同时，这种有毒的光感物质容易被咽喉黏膜所吸收，从而引发咽喉水肿。

(3) 变质的白木耳。变质的白木耳会产生大量的酵米面黄杆菌，人食用后，胃部会感到特别不适，严重的还可能出现中毒性休克的症状。

(4) 鲜蚕豆。有些人体内缺少某种酶，食用鲜蚕豆后容易引起过敏性溶血综合征，一般会出现呕吐、发热、全身乏力、贫血等症状，如果不进行及时抢救，会因为极度贫血而死亡。

(5) 鲜扁豆。鲜扁豆中含有的皂甙和生物碱具有毒性，但是遇热后会溶解。食用扁豆前，应该用沸水焯透或者过油，或者干煸直到变色。

(6) 未炒熟的四季豆。未炒熟的四季豆中含有皂甙，人食用之后会出现中毒的症状。

(7) 鲜黄花菜。鲜黄花菜，又名金针菜，含有毒物质秋水仙碱。这种物质一旦进入人体，会使人嗓子发干、感到口渴，胃部有烧灼感，出现恶心、呕吐、腹痛、腹泻的症状。

(8) 发芽的土豆。发芽的土豆会产生大量的龙葵素，食用后容易中毒。

(9) 腐烂的生姜。腐烂的生姜会产生一种叫做黄樟素的致癌物质，能够诱发肝癌和食道癌。

(10) 腐烂的蔬菜。腐烂蔬菜中的硝酸盐，在细菌的作用下，会变成亚硝酸盐。亚硝酸盐进入人体之后与血红细胞结合，会使血液失去携带氧气的功能，造成人体缺氧，引起头痛、头晕、恶心、呕吐、心跳加快、抽筋等症状。

3. 不适宜生吃的蔬菜

蔬菜中含有丰富的营养素，比如维生素 C 和维生素 B 族，烹饪容易破坏这些营养素，生吃蔬菜有利于身体吸收这些营养成分，但是由于品种的不同，有些蔬菜适合生吃，有些蔬菜不适合生吃。

适宜生吃的蔬菜有胡萝卜、白萝卜、水萝卜、番茄、黄瓜、柿子椒、大白菜心、紫甘蓝等无公害的绿色蔬菜或有机蔬菜。生吃的方式有：自制蔬菜汁，在新鲜蔬菜中加一些醋、盐、橄榄油等进行凉拌。

接下来，介绍几种不适宜生吃的蔬菜，这些蔬菜没有经过烹饪会含有一些有害物质，食用之后可能引发不良的后果。

(1) 鲜木耳。新鲜的木耳含有光感物质，生吃了新鲜木耳之后，可能会引起日光性皮炎，严重者会出现皮肤瘙痒、全身水肿和疼痛的症状。

(2) 黄花菜。鲜黄花菜中含有秋水仙碱，秋水仙碱本身是没有毒的，但是经过胃肠道的吸收后会氧化形成毒性非常强的二秋水仙碱，这种物质会刺激肠胃，导致出现嗓子发干、干渴、腹痛和腹泻等症状。

秋水仙碱是水溶性的物质，在烧煮和干制的过程中，这种植物碱遭到了破坏。而食用黄花菜干制品的时候，要先经过清水浸泡，这样就破坏了秋水仙碱，降低了其对人体的危害性。

(3) 野菜。马齿苋等野菜生长在田里和地里，植株上有很多的尘土和小虫，生吃容易导致过敏。

(4) 豆类蔬菜。在毛豆、蚕豆、菜豆、扁豆等豆类蔬菜的豆粒中，含有一种有毒蛋白质叫做血球凝集素，它使血液中的红细胞凝集，当食用这些生的或者未烹调熟的蔬菜时，常常会引起恶心、呕吐等症状，严重的还可能导致死亡。

 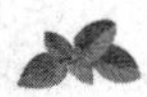

蚕豆的花粉和籽粒中含有一种叫做蚕豆毒素的巢苷，这种物质能够破坏血液中的红细胞，当食用生的或者未烹熟的蚕豆时，容易诱发溶血性贫血，也就是著名的“蚕豆病”。

同时，在这种豆类蔬菜中，含有一种毒蛋白性质的抗胰蛋白酶，它的毒性主要表现是抑制蛋白酶的活性，引起胰腺的肿大。

然而，豆类蔬菜中含有的有毒有害物质在加热后便会失去活性，因此一定要炒熟、煮透后方可食用。

(5) 薯类蔬菜。马铃薯的块茎中，含有一种有毒蛋白质叫做血球凝集素，它能够使血液中的红细胞凝集的，当食用这些生的或者不熟的蔬菜时，常常会引起恶心、呕吐等症状，严重还可能导致死亡。

淀粉含量高的薯类蔬菜的根中含有有毒的苷类物质，如果不经过浸泡煮熟，食后可能会导致氰氢酸中毒。

(6) 富含硝酸盐的蔬菜。菠菜、芥菜等蔬菜，含有丰富的硝酸盐。硝酸盐本身对于人体的毒性是很低的，但在人体内微生物的作用下，会转变成亚硝酸盐，亚硝酸盐会与胃肠道中的含氮化合物结合成强致癌物质亚硝胺，诱发消化系统的癌变。

这类蔬菜需要完全煮熟后方可食用。

(7) 含草酸较多的蔬菜。竹笋、茭白等蔬菜中含有较多的草酸，草酸在肠道内会与钙结合成很难被人体吸收的草酸钙，干扰人体对于钙的吸收，导致身体缺钙。因此，这类蔬菜必须先煮熟去除蔬菜中大部分的草酸。

(8) 塌地生长的绿叶菜。这类蔬菜在常规的栽培条件下，往往需要泼浇人畜的粪尿和农药，造成蔬菜的污染，此时用清水清洗是洗不干净的。

以下蔬菜需要焯一下才可以食用。

十字花科的蔬菜，比如西兰花、菜花等焯过以后口感会更好，它们中丰富的纤维素也更容易被人体消化。

大头菜等芥菜类的蔬菜含有硫代葡萄糖甙，经过水焯，会生成挥发性芥子油，更能促进消化吸收，而且味道更好。

4. 食用蔬菜的禁忌

蔬菜为人体提供多种维生素和矿物质，固然含有丰富的营养，但是食用蔬菜也要讲究方法。

(1) 过量地食用胡萝卜。过多饮用胡萝卜做成的蔬菜果汁，有可能引起胡萝卜血症，使手部和面部的皮肤变成橙黄色，出现食欲不振、精神状态不稳定、烦躁不安，甚至失眠的症状，还有夜惊、啼哭、说梦话等表现。

传统观念认为，补充胡萝卜素不仅能够减少心血管疾病以及白内障的发生，而且具有防癌的作用。但是滥用胡萝卜素可能引发癌症。营养学家分析，补充合理剂量内的胡萝卜素确有抑癌作用，但是过量的胡萝卜素则会阻止其与维生素 A 相结合，从而阻止肿瘤抑制基因的转化，因此达不到抑制癌症的作用。

同时，胡萝卜不能与萝卜混合做成泥酱，因为胡萝卜中含有能够破坏维生素 C 的酵素，会破坏萝卜中的维生素 C。

(2) 餐前食用西红柿。经常在餐前食用西红柿，容易导致胃部的内压力升高而引起胃扩张，使人产生腹痛、胃部不适等症状。在餐后吃西红柿，能够使胃酸和食物混合大大降低胃酸度。

(3) 过多地食用菠菜。菠菜中含有大量的草酸，草酸在人体内容易与钙和锌元素生成草酸钙和草酸锌，这两种物质不容易被人体吸收，影响钙和锌在肠道内的吸收，引起人体缺钙、缺锌的现象。

(4) 食用未炒熟的豆芽菜。豆芽质嫩鲜美，含有丰富的营养，食用未炒熟的豆芽菜容易出现恶心、呕吐、腹泻、头晕等不适的反应。

(5) 韭菜煮熟后不能存放过久。熟的韭菜存放过久，其中大量的硝酸盐会转变成亚硝酸盐，引起毒性反应，因此韭菜最好现做现吃，不宜久放。

(6) 速冻的蔬菜不宜煮时间过长。速冻的蔬菜类煮时间过长，容易丧失很多营养。

绿叶的蔬菜在烹饪的时候不宜长时间焖煮，因为绿叶蔬菜中的硝酸盐会转变成亚硝酸盐，容易引起食物中毒。

(7) 香菇不能用水浸泡。用水浸泡香菇，容易损失很多营养成分。烹饪蘑菇不能用铁锅或者铜锅，容易造成营养损失。

(8) 苦瓜需要用沸水焯过。苦瓜中的草酸会妨碍人体吸收食物中的钙。因此，在吃之前应该把苦瓜放在沸水中焯一下，去除草酸。

水果中毒的解毒处理

1. 吃水果要适量

一到夏天，由于天气炎热，人们都偏爱于吃水果解渴消暑，而且因为水果中含有丰富的维生素，一度成为人们的最爱。但是，任何水果都要适量，水果虽然好吃，除了适量以外，同时也要注意食用的禁忌。水果与一些食物混合食用对身体造成危害，而且吃过多的单一的阴性水果容易引起腹泻、头晕等症状。

曾经有一个案例，一个年轻人惧怕夏天的炎热，每天都会喝 5 ～ 6 瓶冰镇饮料来解渴消暑。同时在生活中把西瓜等水果当做饭吃，但是一段日子之后，他却感觉越来越渴，甚至出现全身乏力的症状。某天吃了半个西瓜后，在家中晕倒，送往医院，医生诊断的结果是糖尿病酮症酸中毒，确诊为Ⅱ型糖尿病。

根据医院提供的资料，夏季新发的年轻糖尿病患者高达近百人，而多半的原因都是因为饮食结构不合理。医生强调，夏季是Ⅱ型糖尿病的高发时期，天气炎热，人们摄入较多的水分，而且正是西瓜、桃子等新鲜水果大量上市的季节，因此很多人选择吃大量的水果来解渴消暑，从而导致患上糖尿病，而且患者的年龄普遍偏小，徘徊在 27 ～ 42 岁，男女都有。

Ⅱ型糖尿病的病情症状并不典型，因此一般的患者不会及时发现，一旦拖延治疗，容易引起糖尿病的急性并发症。因此，夏季的水果不可多吃，同时，有着不良饮食习惯的人，平时一定要培养合理、平衡的饮食习惯，多喝无糖的饮品，并且定期检测血糖的含量。

2. 水果是否要削皮吃

对人体有益、膳食中容易缺乏的锌元素以及对于预防糖尿病有益的铬元素，这些物质在果皮的浓度是果肉的 4 倍以上。同时，果皮中的多酚类物质含量要远远高于果肉。因此，很多人认为水果皮中含有大量的营养物质，连同水果皮一起吃掉，会有助于人体对那些营养的吸收。但是有些水果在食用之前必须削皮，否则很容易会引起身体中毒，因为现如今交通的发达，导致路边种植的水果中含有较多的重金属成分。

一项研究调查发现，在距离公路近的果园中收获的水果当中铅的含量会明显上升。而经过测量，水果皮中的铅含量明显多于果肉的含量。众多数据表明，铅、铜、锡等重金属元素，在果皮当中的浓度都明显要高于果肉，这是因为汽车尾气中的重金属直接接触果皮而被吸收。

那么，哪些水果是必须得削皮后才能食用的呢?

(1) 白果。白果的果皮中含有“白果酸”“氢化白果酸”等有毒物质，进入人体后，会损害中枢神经系统，引起中毒。因此，在食用白果之前，需要先用开水烫掉外面的红软膜，去芯，方可食用。

(2) 荸荠。荸荠生长在水田中，它的果皮会聚集水中的一些化学物质以及有毒有害生物的排泄物，另外，荸荠的果皮中含有寄生虫，如果不去皮，很容易引发疾病。

(3) 柿子。柿子未成熟的时候，鞣酸主要存在于柿子的果肉中，当柿子成熟后鞣酸则集中存在于柿子的果皮中。当鞣酸进入人体后，在胃酸的作用下，会直接与食物中的蛋白质起化合作用，从而生成沉淀物，也就是柿石，积累毒素，引发多种疾病。

(4) 鲜艳的水果。凡是外皮颜色鲜艳的水果都应该去皮后食用，因为它们的果皮中含有丰富的“炎黄酮”化学物质，进入人体后，经过肠道细菌的分解作用，成为二羟苯甲酸等物质，这种物质对于甲状腺有很强的抑制作用。

以下，介绍一些吃水果时要注意的事项。

(1) 在选择水果时，选择套装或者纸装的水果，这种水果的表皮干净，受到空气和农药污染的影响比较小。

(2) 选择有无公害、绿色和有机认证的水果，这样水果中含有重金属和农药残留会比较少。

(3) 秋天，水果成熟的时候，新鲜水果没有经过保鲜剂的处理，吃果皮是安全的。但对于一些远道而来的外国水果，必定经过保鲜剂的处理，而且还经过打蜡，则必须小心食用。

(4) 看到表面漂亮发亮的水果，特别是反季节的水果，最好削皮后再吃。因为商家为了提高商品的价值并保持水果的水分，常常用打蜡机对水果进行上光处理。

3. 食用水果需要注意什么

人们一直认为肉类和鱼类食品是人体中毒的来源，然而，水果同样也是食物中毒的“罪魁祸首”，特别是在炎热的夏季。疾病控制和预防中心的资料数据显示，在记录的10年时间里，有一半以上的腹泻是由于水果传播的病毒而引发的症状。

因此，为了保证食用水果的安全性，我们要做到以下几点。

(1) 接触水果之前要用肥皂或者洗手液洗手，食用水果之前还要将水果和蔬菜在清水中洗净。

(2) 存放水果应该远离生肉，哪怕在冰箱中也毫不例外。

(3) 水果需要冷藏，冰箱的温度不能高于4℃。

4. 对于喷洒农药的水果该怎么处理?

(1) 容易含有农药成分的水果。时至今日，农药已是无孔不入。农田里总会不可避免地撒上各种除草剂和杀菌剂，这些物质都会从根系进入果树当中，有时候为了减少食心虫之类的害虫，还会从树皮中灌入农药，顺着树干中的导管和筛管流遍树体。大多数水果的果皮都会与农药直接接触。

根据一个最新的水果农药残留的排行榜，在几十种水果中，超过700个苹果的样本都发现了残余农药，占到了总量的98%，其余残留农药较多的水果还有草莓、桃子、进口油桃、进口葡萄、国产蓝莓等；农药残留最少的水果有：菠萝、芒果、美国产哈密瓜、奇异果、西瓜、柚子等。

(2) 含有农药的水果对于人体的伤害。曾经有数据说明，人们每天吃5种这种有农药残留的水果，相当于吃进了14种农药。不少的研究证明，农药有害于人体的健康，导致神经系统的疾病产生，甚至会导致儿童的智力受损。

(3) 含有农药的水果是否能吃。营养专家曾经现身说法，虽然水果中含有农药残留，但是相对于农药残留的危害，水果对于人体健康的益处更大，只要正确地食用水果，水果洗干净去皮食用，就能有效地降低农药的危害。

但是，由于农药的种类各式各样，单纯用清水冲洗，或者用碱和洗洁精来清洗并不是最好的办法。应该购买绿色的，有机种植的水果，吃干净的水果，人体吸收农药的量可减少92%。

荤菜中毒的解毒处理

许多家庭常常“无肉不欢”，到了节假日，特别是过年的时候，常常在饭桌上摆放好几道荤菜。但是最近经常发生食用荤菜中毒的事件。在许多食用荤菜中毒的病例中，“有毒动物”的中毒现象时有发生，中毒的最主要原因在于某些动物的体内含有有毒的成分，加上烹饪加工方式的不恰当，未能把有毒的成分去除，或者因为误食用有毒成分等，而导致中毒。以下是较为常见的动物中毒现象，平时多留心，能够有效地避免毒素侵害身体的健康。

1. 牲畜甲状腺中毒

甲状腺是一种动物本身的分泌腺体，一般位于牲畜喉头的后部和前几个气管环附近的位置，能够分泌出甲状腺激素。这些甲状腺激素一旦随着血液进入人体的各个部位，就会干扰人体正常的内分泌功能，特别会严重影响下丘脑的功能，破坏人体基本的生理平衡，引起一系列神经精神症状。

成年人只要吃 2 ~ 3 克，就会出现中毒的症状。一般会出现头痛、头昏、恶心、心悸、多汗、发热、手指震颤、抽搐等症状，严重者可能导致死亡。

2. 鱼类组织胺中毒

青皮红肉的海鱼，包括秋刀鱼、沙丁鱼、竹荚鱼、蓝圆、鲐鱼、扁舵鲣、鲭鱼、青鳞鱼、金线鱼等鱼类会引起鱼类组织胺中毒，因为这类鱼中的组胺酸的含量较高，当鱼体不新鲜、鱼肉开始发生腐败，在细菌的作用下，组氨酸会变成组胺，当组胺达到一定量时，人便有中毒的危险。

鱼类组织胺中毒的主要症状有：脸红、头晕、头痛、心跳加快、脉搏加快、胸闷、呼吸窘迫等，部分病人还会出现眼结膜充血、瞳孔散大、视线模糊、脸部发胀、唇部水肿，口、舌以及四肢发麻、恶心、呕吐、腹痛、荨麻疹、全身潮红、血压下降等症状，而严重的可能会导致死亡。

鱼类组织胺中毒的发病特征在于发病快，通常中毒的潜伏期为 0.5 ~ 1 小时，症状较轻，恢复较快。

3. 蟾蜍中毒

蟾蜍，俗称癞蛤蟆，腮腺和皮肤腺都能分泌出毒素。蟾蜍的毒素主要成分有蟾蜍二烯醇化合物，包括蟾蜍毒素和蟾蜍配基，作用类似于洋地黄，能够兴奋地影响神经，直接影响到心肌的作用，引起心律作用失常。此外，蟾蜍还有刺激胃部肠道、局部麻醉的作用。

食用煮熟的蟾蜍，特别是蟾蜍的头和皮，或者服用过量的蟾蜍制剂，或者伤口遭到蟾蜍的毒液污染，都可能会引起中毒。蟾蜍中毒的主要症状出现在消化系统、呼吸及循环系统和神经系统上，一般有剧烈的恶心、呕

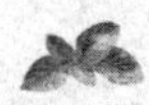

吐、腹痛、腹泻、腹水、休克；或者胸闷、心悸、发绀、心律不齐，严重的患者会出现呼吸和循环衰竭；或者出现头晕、头痛、嗜睡、出汗、口唇及四肢麻木、惊厥的症状。蟾毒慎误眼睛，会引起眼睛红肿，甚至有失明的危险。

蟾蜍中毒的潜伏期为 0.5 ～ 1 个小时，误服蟾蜍或过量服用含有蟾酥的中药的患者，应该立即前往医院进行治疗。如果眼睛中了蟾毒，可以用紫草汁滴眼或者冲洗。

4. 河豚中毒

民间曾经有“拼死吃河豚”“吃了河豚，百味无鲜”之说，在日本更有“舍命吃河豚”的说法。河豚，又名鲀鱼、气泡鱼，肉质细嫩，味道鲜美、营养丰富，为一般群众所喜爱。

但是，河豚体内含有两种毒性极强的物质，就是河豚毒素和河豚酸，主要集中在河豚鱼的卵巢、肝脏中，其次是在皮肤、血液、眼睛和腮中，有些鱼肉中也会含有这类物质，其中的化学性质稳定，耐酸、耐高温，不耐碱，一般的烹饪方法都无法将其破坏。一旦进入身体，会严重地损害人体的神经系统，河豚中毒的死亡率极高，患者的死亡通常发生在中毒后 4 ～ 6 个小时。

河豚的毒素进入身体后，发病过程非常短暂，最快的只有十几分钟，稍慢者，不超过 3 小时就会出现明显的中毒症状。一开始，腹部会感到不适，口、唇、舌尖、指端麻木，四肢乏力，继而出现四肢麻痹、呕吐、腹泻、血压下降、昏迷的症状，最后会因为呼吸麻痹而导致死亡。

5. 荤菜与材料配合混用会导致中毒

芝麻具有滋补肝肾，养血生津，润肠通便的作用，但是与鸡肉同食会导致中毒，严重的中毒者会死亡，一般用甘草水煎服可以缓解中毒症状。

荤菜中毒按照中毒的一般原则进行处理，对症处理。

为了防止荤菜中毒，我们应该在日常生活中注意个人的卫生习惯。

（1）个人要养成良好的卫生习惯，养成饭前、便后洗手。外出吃饭，不便洗手的时候，一定要用酒精棉或消毒餐巾擦手。

（2）要保证餐具的卫生，每个人都要有自己的餐具，而且在饭后应该把餐具洗干净放在一个干净的餐具盒中。

（3）饮食要注重卫生。不要吃隔夜变味的荤菜；不要食用腐烂变质的荤菜和病死的禽、畜肉。

（4）生、熟的食品要分开，切过生食的刀和案板一定不能再用来切熟食，摸过生肉的手一定要洗干净再去拿熟肉，避免生熟食品交叉污染。

（5）对于不熟悉的野生动物不要随意采捕或食用，海蜇等海鲜产品最好先用饱和食盐水浸泡保存，食用前一定要冲洗干净。

（6）荤菜中毒后，服用药品时一定要遵照医生的嘱咐，不要超过剂量服用，以免造成药物中毒，而且要注意防止混合使用药物，容易产生副作用，而且有一些药物不能与食物放在一起，会影响食物的性质。

蚊香中毒的解毒处理

随着天气越来越热，除了天气炎热带来的躁动，最让人烦心的还有蚊子。市场上也顺应而出各种对付蚊子的妙招，而蚊香一直都是对付蚊子的利器之一。但是近年来，“蚊香有毒”的传言时常让人们对蚊香对身体造成的伤害感到担忧。

1. 蚊香的毒性

蚊香产生作用的基本原理在于蚊香在燃烧的过程中产生一种叫做右旋烯丙菊酯和炔丙菊酯的物质，然后以一种气溶胶的状态进入蚊虫的呼吸系统导致蚊虫死亡。

蚊香是一种驱蚊物，蚊香中的药物被火点燃后所发出的烟可以赶走蚊子或者熏死蚊子。网络上关于蚊香的毒性，有许多传言，比如“一盘蚊香等于六包烟”，这其实没有具体的科学依据。香烟有百害而无一利，其中所含有的尼古丁、焦油等成分会带给人的身体莫大的伤害，但是蚊香在发明的最初基于保护人类的目的，为了防止蚊虫叮咬皮肤而引发病痛。

也有人言之凿凿：“人长时间待在点燃蚊香的房屋中会中毒”，因此，蚊虫变成了有毒物的利器。那么，蚊香真的有毒吗？蚊香的毒性有多大？

在确定蚊香的毒性之前，我们要先分清楚蚊香的种类。市场上的蚊香一般分两种，一种是以用除虫菊等作为代表的草药为原料的蚊香，另一种是以化学杀虫剂为原料的蚊香，化学杀虫剂的主要成分是六六六药粉、二二三农药及 DDT 等化学物质，这些物质本身是有毒性的，点燃后，一旦长时间吸入就会出现头昏、恶心、无力的症状。有毒的蚊香在市场上一般是不允许流通的，因而，消费者在购买蚊香的时候一定要慎重选择，一定要选择标识齐全的驱蚊产品，不可因为贪图小便宜而去购买伪劣或假冒产品，防止危害身体。

那么，市场上的以草药为原料的蚊香，有没有毒呢？

市场上，蚊香的主要成分有三种，其中，含有机磷类的蚊香的毒性最大，有机磷主要是敌百虫和害虫敌等；毒性次之的是氨基甲酸酯类，如混灭威等；第三种是菊酯类，菊酯类也是最常见的，也是最普遍的，主要包括丙炔菊酯、氯氰醚菊酯等，这些成分多数属于低毒农药。

因为蚊香的成分不尽相同，因而燃烧的烟中产生的有害气体也不同，一般而言直径小于 2.5 微米的颗粒物质是最常见的，这种超细微粒会被人体的呼吸系统吸入，并作用于人的呼吸道系统。市场上劣质的蚊香在燃烧的时候会产生多环芳香烃、甲醛、乙醛以及苯，这些都属于有毒气体，在封闭的空间中点燃，人会出现中毒的症状。

一般家用蚊香中的有效的药物成分主要是拟除虫菊酯，实际上是一种低毒高效的物质。以草药为原料的杀虫剂在点燃时散发出的烟雾，能够麻痹蚊虫的神经而导致其死亡，对人体健康的伤害度几乎为零。几乎为零的意思是，它其实是有毒的，蚊香点燃后产生的一些物质对于人的身体是有一定的危害的。

大多数家用蚊香的有效成分是除虫菊酯杀虫剂以及一些有机填料、黏合剂、染料和其他添加剂等，因此蚊香燃烧产生的烟雾中含有许多对人体有害的物质，有诱发哮喘等疾病的危险性。

据专业人士的实验测算，点一卷蚊香产生的微粒与点燃 100 根香烟产生的量大致相同，点燃蚊香释放出的超细微粒，会进入并残留在人体的肺中，短期内可能会引发哮喘，长期的话则可能引发癌症。

2. 蚊香的种类

(1) 盘式蚊香。盘式蚊香的优点在于蚊香的杀虫剂的配方是随意调整的，杀蚊效果良好并且稳定，而且无须任何电源，价格为一般家庭接受。缺点在于无法保证固定的使用蚊香的时间，烟雾中有害人体健康的部分还会污染空气；利用明火点燃，存在发生火灾的危险性。

(2) 电热片蚊香。电热片蚊香的优点在于无烟、无异味、无灰，也无污染，又安全又卫生。缺点在于浪费现象严重，对环境也有一定的污染性。

(3) 电热液体蚊香。电热液体蚊香的优点也在于无烟、无异味、无

灰、无污染，使用方便。缺点在于利用率较低，容易造成浪费，对环境也有一定的污染性。

3. 防止蚊香中毒的注意事项

(1) 蚊香的选购知识。早在2004年，蚊香就已经被列入农药管理范围，对于蚊香的毒性，有关部门也是做了强制的规定的，蚊香等驱蚊产品是卫生杀虫剂，属于大农药的范畴，这些产品是具有毒性的。

面对蚊虫的叮咬时，最好的方法是选择“电蚊拍”等安全无毒副作用的灭蚊产品，这样有助于有效地避免蚊香中毒。如果要选用蚊香，应该选用低毒产品为最佳，把对人体的伤害减到最低。目前市场上的蚊香都含有农药的成分，只要包装上标明“微毒”，一般家庭就可以使用了。

选购蚊香时，应该注意以下几个方面。

第一，包装盒上应该有厂名、厂址、生产日期、有效期、成分、执行标准、农药登记证等事项；蚊香的外包装盒上，应该有厂址、厂名、产品标准号、农药临时登记证号及农药生产批准文件号等事项。驱蚊产品的农药生产批准文件号一般是“HNP”开头，在购买时一定要看清是否有农业部登记。再者，蚊香的化学成分也尤为重要，大多数蚊香的有效成分是除虫菊脂杀虫剂以及有机填料、黏合剂、染料和其他添加剂等，其余有害的物质可能诱发哮喘等疾病。

第二，关注蚊香的生产日期，生产日期越近，驱蚊的效果也就越好。

第三，看蚊香的外观。盘式蚊香如果表面粗糙不平的话，表示质量不好，各个部位，包括外包装都不应该有明显的变形、裂纹、划痕、毛刺等。从外观上来分析，合格出厂的蚊香应该是经过精细的加工，色泽均匀的，抗折的能力强，燃烧的时间7～8小时，而劣质的蚊香一般是表面粗糙的，容易产生折断、熄灭的现象。我国对于盘式蚊香有着详细而明确的要求，包括连续点燃时间、药效、有效成分的含量等都有一个明确的标准。

第四，从包装盒和外观上都无法辨别蚊香是否属于安全合格的产品后，则要观察蚊香点燃后的反应。合格的蚊香点燃后，会产生黄色的火焰和青白色的烟，而有毒的蚊香则会产生绿色的火焰并且冒黑烟。合格的蚊香点燃后，烟雾消淡，气味也不浓，同时伴随着一股自然的草药清香；而有毒的蚊香在打开以及点燃的过程中，都会有一种刺鼻的味道，闻久了还会有心悸、胸闷等不良的身体反应。合格的蚊香灰呈白色或灰色，而有毒的蚊香灰却呈现黑色。如果蚊香点燃后发出浓烈的异味，就应该立即停止使用。

(2) 蚊香的正确使用方法。首先，一般而言，蚊香尽量少使用，预防蚊虫的侵入是最关键的问题。夏季驱蚊最好采用安全天然的方法，比如使用蚊帐或纱窗，把蚊子隔绝在外；或者在卧室里放置开盖的清凉油或者风油精。其次，专家也指出，只要正确地使用蚊香，人体的健康并不会因此受到影响。

一般而言，蚊香如果充分燃烧，其实是安全的，只有蚊香基底材料在燃烧不完全的时候才会产生多环芳香烃、羰基化合物、苯等致癌物质以及一些刺激人体上呼吸道的化合物，这些物质会导致人的神经系统中毒。

蚊香最好放在户外使用，比如房子的周围、门口或空气流通的区域。盘式蚊香适合在蚊虫较多的地方使用，7 ~ 8 小时的燃烧足以消灭室内蚊子。傍晚时分以及天黑之前是点蚊香、驱蚊效果最佳的时候，而睡前半小时则是使用蚊香的大好时机。使用蚊香时，保证门窗紧闭，人和宠物都要离开。

点燃的蚊香最好不要放在头部附近，从而减少呼吸系统对烟雾的摄入。

在涂抹花露水之后，短时间不要点燃蚊香，因为花露水含有酒精成分，点燃蚊香容易造成火灾以及人体烧伤。

使用蚊香时需要注意通风，蚊香的使用量应该符合基本的要求，点燃的蚊香放置处应该远离头部，因为尽管蚊香低毒，但是燃烧后产生的烟雾对人体的呼吸道依然有刺激。驱赶蚊虫的原则在于低毒有效，并非一定要把蚊虫杀死，只要使蚊虫没有叮咬的能力即可。

当家庭中有婴幼儿、孕妇、老年人或是哮喘病人时，最好不要使用蚊香，劣质蚊香严重的会导致癌症的发生，驱赶蚊虫最好使用物理防蚊法，比如蚊帐、纱窗、纱门等，或是使用电热蚊香片、电热液体蚊香等，其中的有效成分和盘式蚊香是一样的，但有气味淡、刺激性小等优点。

婴幼儿的身体器官处于发育中，最可靠的是采取自然的防止蚊虫叮咬的方法。与蚊香相比，蚊香液对于婴幼儿来说是更为安全有效的高品质用品，不仅气味好，而且毒性微弱。

4.蚊香中毒之后的应急措施

首先，如果出现蚊香中毒的现象，出现了头晕、恶心、无力等症状，无论轻重，立即去医院检查治疗。

其次，如果不小心食用了蚊香，先喝大量的开水，然后立刻拿着蚊香的包装袋去医院就医。

再者，如果蚊香碎末不小心进入了眼睛，立即用清水洗净，严重的感到眼睛不适的请立刻去医院就医。

5.蚊香的保存方法

蚊香应该贮存在干燥、阴凉、通风，远离火源和热源的地方，防湿防潮。蚊香不能与食物、饮料以及种子放在一起，也不能同易燃易爆品、宠物饲料等混合贮存或者运输，在运输和使用的过程中不能剧烈震荡，以免断裂。

蚊香应该放在婴幼儿触摸不到的地方。

04 轻心理：还心灵干净，与自己和好

电脑狂暴症的自我疏导与调节

河南女孩晓琳在北京某公司做文案，工作离不开电脑，她这个人也没什么别的爱好，下班以后依旧是在网上看电影、聊天，同事、朋友都开玩笑说电脑就是她的“另一半”。可是前不久，晓琳却对她心爱的“另一半”莫名其妙地大动肝火，甚至破口大骂，将鼠标与键盘摔得乒乓作响。一向客客气气的她竟然还把气发泄到了同事身上。

“我就是控制不住自己，那段时间看到电脑就烦，也不想上班，肚子里火气很大，甚至看见电脑就想砸，幸亏当时同事制止，不然我们办公室的其他几台电脑也都让我砸烂了……”晓琳对自己的行为特别后悔，她也不知道自己为何会变成这样。

事实上，晓琳这是患上了“电脑狂暴症”。

什么是电脑狂暴症？所谓“电脑狂暴症”，病因一般来自电脑出现故障后产生的沮丧和焦躁，症状则主要表现为向电脑发泄无名怒火或将不满转嫁给同事甚至其他不相关的人。

国内某心理医疗机构曾对 1500 名白领进行调查，调查对象的工作都

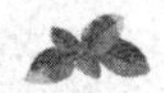

以和电脑打交道为主。调查报告显示，“电脑狂暴症”在办公室中已相当普遍。因为有五分之四的调查对象表示，他们在日常工作中都发现过同事有向电脑发泄暴力的倾向。另有一半以上的人承认，在电脑出现故障时，他们会感到紧张、焦虑，烦躁不已。调查还发现，年轻人更容易产生毁坏电脑的倾向。在25岁以下的调查对象中，四分之一承认曾经对电脑“动粗”，约有六分之一表示他们曾因电脑故障而想向同事或办公家具发火。“电脑狂暴症”患者在沮丧焦躁情况下采取的举动不一样，有的会愤而拔掉电源插头，有的一怒之下甚至将键盘扔出窗外。

那么，为什么会出现这种情况呢?

现代都市人的生活压力大，工作节奏快，而电脑工作时发出的微波对人体也有一定影响，如果较长时间处于这一环境，就容易引起中枢神经失调。而长期只与电脑交流，思维定式错位容易造成心理失衡，丧失自信，从而加重内心的紧张、烦躁和焦虑，最终导致身心疲惫不堪。换而言之，人失去了对电脑的主宰能力而相反被电脑所控制，这是导致“电脑狂暴症”所表现出来的焦虑和沮丧的深层心理病因。由调查结果来看，“电脑狂暴症”对于都市人家庭和工作所造成的不良影响，已经到了不容忽视的程度。

要防止和减轻“电脑狂暴症”，都市上班族首先就要做好自我心理调整，纠正思维定式的错位，并在此基础上协调好人际关系，积极营造一个和谐、宽松的工作环境。

其次，应加强自我保健意识，采取必要的预防措施。譬如，在工作间隙注意适当的休息，平日里加强体育锻炼，多吃富含维生素和蛋白质的食物等。

再次，定期进行身体检查和自我心理测定。一旦发现生理、心理上的非正常状态，可在一段时间内适当调整工作，使症状得到缓解。

路怒症的自我疏导与调节

《楚天都市报》曾报道了这样一则新闻：

2014年3月23日晚6时30分许，荆州市110接到报警：我在汉宜高速潜江段后湖收费站附近遭到一辆大货车上的人开枪射击，后挡风玻璃被击碎。

有枪？警情重大，荆州警方立即调动巡警、特警，并通报省高速公路警察总队荆州大队。高警荆州大队立即指令巡逻车搜索，大队长蔡琴山等人率备勤民警赶往增援。

民警与报警司机保持通话，接警约10分钟后，第一辆巡逻车追上报警的山东籍货车。继续追赶，很快在汉宜高速丫角收费站附近发现了嫌疑车，这是一辆悬挂四川号牌的半挂大货车，正在疾驰。

巡逻警车关闭警灯暗中尾随，立即向各方通报警情。晚6时45分，在丫角出口，两辆涉事货车先后被警方截停，大批警力随后赶到，控制了车内人员。

民警将两车带离高速公路进行调查发现，山东籍货车驾驶室的后窗玻璃被击破，玻璃四周的金属板上还有多处圆形凹痕，驾驶室内有多颗钢珠。

警方仔细搜查四川籍大货车，没有发现钢珠枪，但找到了一把弹弓和一些钢珠，经测量，钢珠的直径为0.95厘米。

山东籍半挂车上有司机刘某和乘车人潘某两人，四川籍货车上也是两人——司机焦某和乘车人李某。警方对4人分别进行盘问，很快查明事情经过。

原来，当天下午5时许，两车行驶至汉宜高速荆州段，当四川货车准备从快车道超过山东货车时，由于前方慢车道有一处施工围挡，山东货车紧急向左打方向，却没有提前打左转向灯。

四川货车司机焦某不得不紧急刹车避让，心中升起一股怒火，加速追上了山东货车，超车后报复性地向右甩了一“盘子”。山东货车司机刘某紧急避让，左后视镜还是被刮掉。眼看对方并无歉意而是扬长而去，刘某加速欲反超，不料，对方左右摇摆，始终挡在车前。

刘某被激怒了，找准一个机会，他从右侧应急车道强行超车。两车再次并行，刘某示意对方停车，赔偿自己的后视镜，焦某毫不理会。

刘某急踩油门超车，故意挡住四川货车。随后，两车高速行驶中逼抢追逐，两货车上的驾驶人、乘车人都争红了脸。由于被山东货车长时间压制，四川货车上的副驾驶李某掏出随车携带的弹弓、钢珠，在接近前车时，上身探出窗外，连续发射20多颗钢珠，打破了山东货车的后挡风玻璃。山东货车司机刘某误以为遭到钢珠枪枪击。

也许有人要说，这两个开车的司机素质太差，但事实上这是一种心理障碍，即“路怒症”，坊间则称其为“带着愤怒去开车”，包括粗鄙的手势、言语侮辱、故意用不安全或威胁安全的方式驾驶车辆，或实施威胁等。这种怒火会突然爆发，开始骂人、动粗，猛烈程度往往让人意外，甚至毁损他人财物。许多“路怒症”还伴有其他情绪失常，比如情绪低落、工作积极性不高，甚至患上食欲不振、失眠等。在医学上被归类为“阵发型暴怒障碍”。

可以理解的是，驾驶是一项重复、枯燥且风险高的事情，尤其是长时间的驾驶更会令司机的情绪一直处于紧张、压抑状态，所以一旦遇到应激情况，情绪难免暴发。然而即便如此，也需要做到“感觉怨怒而不动怒”，因为这是对于生命的爱护，这要求开车族必须做到不带愤怒上路。

其实，影响开车人心情的多半不是因为车或路本身，而是心态。车主要以平和心态上路，不要将不开心的情绪带到开车中。开车最重要的是学会自我心理调节。在狭窄的路口，大家不如都谦让些许，互相理解就能减少很多麻烦；遇到堵车或不文明的车主，要学会克制情绪，等待几秒，对方的车就会过去，糟糕的路况也会过去，愤怒情绪也就消散了。当长时间的驾驶令你感到心烦意乱时，不妨听听舒缓的音乐，嚼一粒口香糖，或是将车开到加油站休息一下，这些都能舒缓你的情绪。

总而言之，开车族必须要懂得自控，心情激动时切不要开车。如果连续两周有严重的情绪失控、失眠、食欲不振等症状，应引起足够重视，及时到医院治疗。

孤独症的自我疏导与调节

迈克尔·杰克逊走了，众所周知，这位世界级偶像的人生并不快乐，他不止一次说过：“我是人世间最孤独的人”。

他说：“我根本没有童年。没有圣诞节，没有生日。那不是一个正常的童年，没有童年应有的快乐！”

他 5 岁那年，父亲将他和 4 个哥哥组成“杰克逊五兄弟”乐团。他的童年，“从早到晚不停地排练、排练，没完没了”。在人们尽情娱乐的周末，他四处奔波，直到星期一的凌晨四五点，才可以回家睡觉。

童年的杰克逊，努力想得到父亲的认可，他“8 岁成名，10 岁出唱片，12 岁成为美国历史上最年轻的冠军歌曲歌手”，但却仍得不到父亲的赞许，仍是时常遭到打骂。

心理学说：12 岁前的孩子，价值观、判断能力尚未建立，或正在完善中，父母的话就是权威。当他们不能达到父母过高的期望而被否定、责怪时，他们即便再有委屈，但内心深处仍然坚信父母是正确的。杰克逊长大后的“强迫行为、自卑心理”等，当和父亲的否定评价有关。

父亲还时常嘲笑他：“天哪，这鼻子真大，这可不是从我这里遗传到的！”杰克逊说，这些评价让他非常难堪，“想把自己藏起来，恨不得死掉算了。可我还得继续上台，接受别人的打量。”

其后，迈克尔·杰克逊的“自我伤害”，多次忍受巨大痛苦整容，当和童年的这段经历有关。

杰克逊在《童年》中唱道：“人们认为我做着古怪的表演，只因我总显出孩子般的一面……我仅仅是在尝试弥补从未享受过的童年。”

杰克逊说：“我从来没有真正幸福过，只有演出时，才有一种接近满足的感觉。”

曾任杰克逊舞蹈指导的文斯·帕特森说：“他对人群有一种畏惧感。”

在家中，杰克逊时常向他崇拜的“戴安娜（人体模特）”倾诉自己的胆怯感以及应付媒介时的惶恐与无奈。

他和猫王的女儿莉莎结婚，当时轰动了整个地球，但两人婚姻生活并不愉快，莉莎说：“对很多事我都感到无能为力……感觉到我变成了一部机器。”1996 他又与黛比结成连理，但幸福的日子持续也并不长，1999 年两人离婚；之后，他又与布兰妮交往甚密，但布兰妮却一直强调：我们只是好朋友。

杰克逊直言不讳地承认：“没有人能够体会到我的内心世界。总有不少的女孩试图这样做，想把我从房屋的孤寂中拯救出来，或者同我一道品尝这份孤独。我却不愿意寄希望于任何人，因为我深信我是人世间最孤独的人。”

很明显，造成这位天王巨星不幸人生的因素有很多，正是这些因素导致他成了“人世间最孤独的人”，并且孤独地走完了一生。

在这个世界上，感到孤独的人很多，又或者说，每个人或多或少都有些孤独感，然而，千万不要让孤独成为一种常态，这不正常！

沉溺于孤独的人害怕与人交往，有时会莫名其妙地将自己封闭起来，逃避社会，畏惧生活，孤芳自赏，无病呻吟。他们没有朋友，更没有知心的朋友；他们喜欢自己更胜过喜欢别人，有些“自恋”的味道；他们骨子里是有些自卑的，总是担心自己不被别人接受，索性拒绝和别人接触；他们多以家为世界，以电脑、电视为朋友，只有宅在家里才心安，离开了这个环境，就会感到不安全；他们根本不懂得也不知道如何填补自己的心灵空虚。

在现代社会，都市林立而起的高楼大厦逐渐使人际交流疏远，邻里关系丧失，人与人之间的距离越来越大。在这样的环境中，每个人或多或少都有一些孤独性格、孤独情绪。同时，机械化的生活模式，也使得人们缺少足够的时间与精力培养人际情感，往往交际就只是为了应酬，喝酒就只是为了买醉，回到家中倒头就睡，以此来逃避惹人心烦的琐事。“孤独一族”的成员正在不断发展壮大……

这已然成为现代人需要正视的问题，虽然说短暂的或偶然的孤独不会造成心理行为紊乱，但长期或严重的孤独可引发某些情绪障碍，降低人的心理健康水平。孤独感还会增加与他人和社会的隔膜与疏离，而隔膜与疏离又会强化人的孤独感，久之势必导致疏离的个人体格失常。

那么，怎样去调节？

1. 学会爱并享受爱

马斯洛的理论告诉我们：没有“爱”，就没有“自我实现”。爱的滋

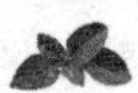

润，是生命成长的核心。人只有被爱，被接纳，被归属，被承认，才能产生安全感，才能自信大胆地去探求外部世界，成熟到足以能融入成年人的社会生活中去。所以要开放自我，真诚、坦率地对待他人，主动接近别人，关心别人，以诚相待，扩大交往，孤独感自然消退。

2. 恢复理性

对于自卑造成的孤独，要理性地反省自己，认识到自己头脑中存在的非理性观念，有意识地加以改变。从小事做起，培养自信心，逐步地走向成功。同时也要明白别人并非都讨厌自己，要勇于敞开自己的心扉，用坦荡、真挚的情义去和他人交往，当个体体验到交往的快乐时，一个新的自我就代替了孤独。

自闭性格的自我疏导与调节

王媛媛的丈夫两年前不幸去世，她悲痛欲绝，自那以后，她便陷入了一种孤独与痛苦之中。“我该做些什么呢？”在丈夫离开她一个月后的一天，她向医生求助，“我将住到何处？我还有幸福的日子吗？”

医生说：“你的焦虑是因为自己身处不幸的遭遇之中，30 多岁便失去了自己生活的伴侣，自然令人悲痛异常。但时间一久，这些伤痛和忧虑便会慢慢减缓消失，你也会开始新的生活——走出痛苦的阴影，建立起自己新的幸福。”

“不！”她绝望地说道，“我不相信自己还会有什么幸福的日子。我已不再年轻，身边还有一个 7 岁的孩子。我还有什么地方可去呢？”她变得郁郁寡欢，脾气暴躁，打这以后，她的脸一直紧绷绷的。没有人能够真正走进她的内心，她的世界。

人在不开心时偶尔给自己一个独处的空间无可非议，但如果将这种行为长久延续下去，就是一种心理障碍了。事实上，现代都市人已经越来越习惯将自己封闭了。不知从何时起，人们开始对外面发生的事情心怀恐惧，不愿意与别人沟通，不愿意了解外面的事情，将自己的心紧紧地封存起来，生怕受到一点伤害。

自闭性格的人经常会感到孤独。有些人在生活中犯过一些“小错误”，由于道德观念太强烈，导致自责自贬，看不起自己，甚至辱骂、讨厌、摒弃自己，总觉得别人在责怪自己，于是深居简出、与世隔绝；也有些人非常注重个人形象的好坏，总觉得自己长得丑，这种自我暗示，使得他们十分注意他人的评价及目光，最后干脆拒绝与人来往；有些人由于幼年时期受到过多的保护或管制，内心比较脆弱，自信心也很低，只要有人一说点什么，就乱对号入座，心里紧张起来。

一个封闭自己的人，他的心永远找不到属于自己的快乐和幸福，尽管那一切美好的东西尽在眼前，但是如果不打开那道封闭的门走出去，那么将什么也得不到。人生是短暂的，我们需要三五知己，需要去尝试人生的悲欢离合，这样的人生才称得上完整。我们没必要在自我恐惧中挣扎，更没必要过于小心翼翼地活着，想去做什么就去做，想去说什么就去说，这样心情才会愉悦起来，生活才不至于因为自闭的单调而失去意义。

自闭性格是心灵的一把锁，是对自己融入群体的所有机会的封闭，自闭性格不仅会毁掉自己的一生，也会让周围的朋友、亲人一起忧伤。总而言之，自闭性格会葬送人们一生的幸福。所以，我们应该勇敢地从自闭的阴霾中走出来，去享受外面的新鲜空气，外面的明媚阳光，在这个生活节奏不断加快的当代社会中，我们一定要走出自闭性格的牢笼，走入群体的

海洋。只有这样才能找到真正属于自己的那份自信、幸福和快乐。

自闭性格总是给我们的生活和人生带来无法摆脱的沉重的阴影，让我们关闭自己情感的大门。没有交流和沟通的心灵只能是一片死寂，所以一定要打开自己的心门，并且从现在开始。

其实，只要你愿意打开窗，就会看到外面的风景是多么绚烂；如果你愿意敞开心扉，就会看到身边的朋友和亲人是多么友善。人生是如此美好，怎能在自我封闭中自寻烦恼？我们活着，永远要追寻太阳升起时的第一缕阳光。当我们真正卸掉了自闭这道心灵的枷锁，当我们用愉悦的心情迎接美好的未来，你就会发现一个不一样的世界，一个处处充满友善和温暖的环境。

创伤后遗症的自我疏导与调节

姚微在北京经营着一家建材商店，生意一直不错，小有财富，然而她的情绪一直处于不稳定状态，一个人的时候常会哭泣。

她觉得身边没有人理解自己，没有自我价值感，生活毫无意义可言。近一段时间，她感觉自己已经无法控制情绪了，每次情绪发作时，自己就好像变成了另外一个人，满脑子都是丈夫如何亏待她、骗她，甚至认为他们母子俩在对付自己，要害自己。情绪来时如洪水猛兽，去得也快，事后又非常后悔，不知自己为何会变成这般模样。平均每周 3 ~ 4 次，这令姚微痛苦不堪。

姚微出生在一个物质富足的家庭中，父亲算得上是当地的成功人士，但性格暴躁，唯我独尊，对姚微的管教非常严厉，经常斥责，亦有打骂。母亲的脾气也不好，父母经常吵架。姚微从小就很怕他们，唯恐父母不顺心就拿自己出气。到了青春期以后，父母不允许她单独出去玩，不管是男同学还是女同学。放学以后必须准时回家，不然父母是要发火的。这使得姚微从小就很乖顺，不谙世事，爱幻想。

刚刚工作那会儿，姚微结交了第一个男朋友，虽然父母表示明确反对，但姚微终于做了一回自己的主，她在父母的责骂声中离开了家，开始与男友同居。最开始的两个月，两人关系还算融洽，之后，两人开始争吵，男友骂她、羞辱她，甚至还动手打她。她要离开他，他跪下来求她，情真意切，痛哭流涕。她心软了，想到平时他对自己真的很体贴，这个时候她脑子里又都是他的好。这是她的初恋，她真的很珍惜这段感情，然而他总是时好时坏，好的时候是真好，处处体贴她、关心她，坏的时候是真坏，简直不可理喻、不近人情。就这样，他们在一起相互折磨了6年，她再也无法忍受，最终提出分手，他当然不愿意，但她决心已定。

她逃离了那座城市，孤身来到北京，两年前，她结识了现在的丈夫，他们沟通得非常好，她觉得这个人很可靠，性情温和，随着接触的增多，两个人确立了恋爱关系。第二年，他们组建了家庭。

家庭生活中的琐事影响到了她的情绪，也勾起了她的回忆。她来到北京，原想与过去做个了断，摆脱心中的阴霾，然而这阴霾却越来越重，越想忘记，越挥之不去。她为此常在梦醒时分轻轻抽泣，莫名其妙地对丈夫发火。丈夫不理解她为什么会这样，问她时，她又不愿意去讲，怕丈夫知道她的过去。有时丈夫保持沉默，她就更火大，更伤心。她会不知不觉地拿前任与现任做比较，总觉得现在的丈夫没有前任对她那样体贴、细心，她知道不应该这样，但就是无法控制自己。

婆婆现在独自居住，母子两人都相互关心，儿子考虑母亲一个人可能

会孤独，经常打电话问候，时常陪她聊天。就因为这一点，她非常烦恼、生气，她觉得婆婆抢走了丈夫对她的爱，她不愿意与人分享。逐渐地，她的郁闷发展成了猜疑，她觉得两个人如此频繁地通电话是在合谋要害她，她开始怀疑丈夫当初和自己结婚是有所图，确切地说是为了她的钱。冷静下来，她也知道自己的想法不可理喻，但她无法自控。

从姚微的感情生活来看，她的遭遇是不幸的。过严的家庭教育、缺乏温情的成长环境，造就了她单纯无知的心，也在某种程度上注定了她的经历。透过人格特征，基本可以判断她的前男友具有偏执型人格障碍。可是她并不了解，她忍受了6年不堪回首的生活。在这6年中，她始终在被要求按他的意愿做事、按他的思想生活，她几乎丧失了自我。她虽然猛然觉醒，断然离去，然而，她单纯如白纸的一个人已经被偏执的前男友所图画，她的人格被“同化”了。由于被“同化”，她变得敏感、多疑、自我为中心。不去理解别人，依赖性强，希望被关注。

姚微所表现出来的，是典型的“创伤后遗症”，带有很强的偏执色彩，既跟别人较劲，也跟自己较劲。以往的事情，在她内心里留下了严重的创伤，大多时候，她的内心在本能地压抑对这件事情的担心、恐惧和愤怒，而结婚后的家庭生活，激起了那次创伤的回忆，以至于无法自控。

客观地说，有过异常痛苦的经历，产生一点偏激的想法也属正常，说说狠话、怪怪别人发泄一下也就算了，千万不要让这些痛苦停留在自己的潜意识中，使之成为挥之不去的阴影。别让自己的身心一触碰到爱情就亮起红灯。在这个世界上，最可怕的心理就是“不信任”，一个人，如果不信任这个世界，就等于已经把自己隔离在这个世界之外，偏执、孤独、焦虑、痛苦随之而来。

对于姚微而言，她现在最需要的是内省，正视自己的心理障碍，好好想想在现在这段感情里，自己的问题，自己的偏执，主动接受治疗并做好自我调节，让自己从阴霾中走出来，成为心灵上的强者。

职场抑郁症的自我疏导与调节

周发群所在的公司，在食品业颇有名气，能得到这个位置，是因为周发群那个“海归派”的身份。周发群学历颇高，虽然离开北京已有数年，但生活了几十年的熟悉环境和人脉关系，还是让他在很短的时间内成功地坐上了这个令人羡慕的位置。在旁人眼中，周发群是个能干，智慧，风度翩翩、学识渊博的标准高级白领，他的脸上始终保持着一份优雅的微笑，说起话来睿智而不失幽默，商场上的尔虞我诈从来都未让他有半点的失态，他的优雅和从容似乎是与生俱来的。但是，在优雅从容背后的压抑、彷徨和担忧只有周发群自己知道。

这几年来，周发群已经习惯了被人赞扬，听顺了赞美的话，让他不知不觉中带上了厚厚的面具，他把自己的弱点深深地藏在了面具里面，努力把最光鲜的一面呈现在外人面前，他变得没有个性，没有自我，只剩下一个大家都认同的躯壳。他觉得累，却不能露出疲倦，没完没了的工作压得他喘不过气来，无论身体情况如何，他都必须将工作完成得尽善尽美，因为这样才是别人心目中认可的他；他觉得很烦躁，却依然要保持优雅；他感到紧张，却只能表现从容，虽然他有骄人的业绩，又有让人羡慕的学历，更有让人既妒忌又羡慕的才能，但竞争的激烈，新人辈出，让这个优秀的男人同样感到了危机，他感到紧张，焦虑，他的从容保持得有多累，多苦只有他自己知道。无奈，为了不让自己完全崩溃，他只能把郁闷和一

切不如意向家人发泄。父母看着一向优秀、知书达理的儿子突然变得粗暴，不可理喻，他们很难接受，常常会不自觉地叹息摇头。

每当这个时候，周发群都会尽量避开，因为他不忍心看到父母的这种表情，他内疚，但又不能表露，因为他害怕父母的询问，他无法说清如此变化的原因。他也想找朋友去喝杯酒、聊聊天，或者一起去打球，将心中的郁闷发泄出来，但一天十几小时的工作，根本就没有给他留下空间，他现在迫切地想放松，想逃开，但现实让他连逃脱的勇气都没有。他很清楚自己可能患上了心理疾病，但他无能为力。他只知道，他在等待，等待自己最终溃败的那一天。

近来，他的睡眠质量日益变差，注意力也无法集中，整天感到头晕、疲乏，精力大不如前，服用药物也无法减轻痛苦，最后不得不回家休息。他怀疑自己患了不治之症，想通过自杀来解脱，幸亏被家人及时发现，才避免了悲剧的发生。

事业有成原本是件令人羡慕的好事，然而在现代都市中，却有越来越多的成功人士被成功所累，患上了抑郁症，痛苦得无法自拔，甚至错误地认为，只有离开这个世界才能得到解脱。

现代社会的竞争压力确实很大，白领人士在这样的环境中工作节奏过快，对自身的期望值又很高，往往搞得自己像机器人一样忙碌不停，如果心理素质差一点又得不到疏解，难免会罹患心理疾病。所以提醒职场人士，要学会忙里偷闲，当感到压力太大时，不妨暂时丢掉一切工作和困扰，彻底放松身心，让精力得到恢复。此外，应注意保持正常的感情生活。事实表明，家人之间、恋人之间，朋友之间的相互关心和爱护，对于人的心理健康十分重要。遇到冲突、挫折和过度的精神压力时，要善于自我疏解，如参加文体、社交、旅游活动等，借此消除负面情绪，保持心理平衡。

忧郁症的自我疏导与调节

A 女士是个典型的江南美女，聪明、能干、事业心强，将自己的工作室经营得有声有色，与家人的关系也很融洽。可工作室做大以后，应酬多了起来，需要经常出去喝酒，有时在酒桌还会遭遇性骚扰，这让 A 女士非常难过，回家向老公发泄，反而引起了老公的误会，骂她自己不检点，才会引来麻烦。

在工作与家庭都不顺心的情况下，A 女士逐渐感到对生活力不从心，慢慢地脑袋也不好使了，做事也不灵光了，生意因此一落千丈。有时因为工作的原因批评了下属，回到家中却要自责很久，认为自己乱摆架子。渐渐地，老公及孩子都开始疏远她，认为她有病。

后来，A 开始失眠，每天睡觉的时间越来越少，后来发展到服用安眠药也彻夜不眠的程度。在连续两周彻夜不眠后，身体终于崩溃，不得不放弃事业，开始在家休养。

病休之初，自以为只要好好休息，恢复睡眠即可。岂知越来越恶化，每天完全睡不着。每次都是在困倦昏沉到即将入睡之际，会突然心悸，然后惊醒。当时，她给一个朋友发短信描述说：“感觉有一个士兵把守在睡眠的城门口，当睡意来临，就用长矛捅向心脏，把睡意惊走。”

在失眠的同时，身体症状开始出现。头痛、头晕、注意力无法集中，没有食欲，思维迟缓，做任何事情都犹豫不决。明显觉得自己变傻了。

再后来，她开始出现轻生的念头，并设计了多套死亡方案，譬如躺在玫瑰花中死去……

我们来给 A 女士支支招，她这种情况最好的疗法就是药物加认知治疗，药物可以稳定她的情绪，认知疗法可以帮助她正确地看待生活及工作中的人和事。当然，如果她的家人能够给予她更多的理解和支持，在她困惑时多多开导，效果会更好。

关于药物治疗，我们还是交给医生来做。在这里，主要讲一下冥想认知疗法。所谓冥想认知疗法，就是改变人的精神状态，以此消除抑郁的一种方式。在冥想的过程中，人的反省能力会有所增强，对事物的看法会随着冥想的深入逐渐清醒或有积极的作用。

找个静谧的所在，播放一段优雅、舒缓的轻音乐，静坐，在头脑中想象一个轻松愉快的场景。一边听着自己的呼吸，一边冥想着潮起潮落、白云悠悠：每一次呼吸，你的紧张都会随潮水退去，每一次呼吸，都是一次云卷云舒；想象海浪正随着你的呼吸韵律轻柔地拍打着海岸，你感到很轻松，仿佛白云也离自己越来越近……仿佛自己变成了一朵白云……慢慢飘起来……飘起来……你侧卧在洁白的云堆，做着一个美丽的梦，手很轻松，手飘起来了，脚很轻松，脚也飘起来了……

这种冥想可以使压抑和烦闷的情绪得到释放，有效地舒缓肌肉和神经紧张。在冥想时，要摒除杂念，使自己处于一种尽量放松的状态，它可以使抑郁造成的精力贫乏和索然无味的身心，在这段时间内重新恢复到正常状态，能够消除较轻程度的精神抑郁。

当然更重要的是，要找出自己的压力源头，学习如何处理压力、解决问题，才能避免压力如影随形，压得人喘不过气。现实生活中，抑郁症患者常因为情、财、事业等问题所困，导致自杀，但无论是何种原因导致抑郁自杀，归根结底，就是人们常常不懂得适时放下，也就是遇到困境无法转换光明、正向的念头。那么很显然，遇事多向好的一方面去考虑，人的抑郁、心结自然也就解开了。

说得更直观一些，积极冥想就是要人凡事都往好处想。有一点毫无疑问，谁都不希望自己的人生在痛苦中度过，但如果脑子中装满了对这个世界的愤愤不平、装满了面对人生的消极程序，试问何处又能盛装快乐呢？其实只要心态积极一点就会发现，每个人的生活都差不多，每个人都在为生计而奔波，每个人都要为一日三餐的质量而努力，当然，也都要遇到各种各样的难题。那么，人家看得开，我们为什么就看不开呢？事实上，也正是因为我们看不开，所以人家在困难之中往往能看到契机，而我们就只能看到危机。

Chapter 3

祛五脏湿热毒，大病小病不沾身

01 轻净胃：湿热毒自脾胃生，护好脾胃一身轻

脾胃虚弱，易生湿热毒

从中医的角度上说，气血是脾胃消化食物产生的，中医称脾胃为“后天之本”“气血生化之源”“水谷之海”等，《脾胃论》之中有云：“百病皆由脾胃衰而生。”脾胃是气血生化的源头，只有脾胃功能强健、正气充足，才能避免外邪入侵，确保身体健康。

虽然产生湿热的原因有很多种，但是脾胃功能的状态为湿热产生的决定性因素。人如果饮食没有忌讳，大量吃生冷食物，就会损伤体内的阳气，导致脾胃虚弱，运化不足，湿气聚积，久而久之就会化热，之后和外界传导来的外邪结合，就会影响到脾胃的运化功能，产生内湿热。反之，脾虚运化无力，而且经常有外邪入侵，就会危害到身体健康。因此养好脾胃，确保身体中的正气充足、不生湿，才能从根本上避免湿热的产生。

想要健脾养胃，预防湿热，应当从以下几方面着手。

1. 饮食有节制

现代人的饮食习惯非常不好，遇到自己喜欢吃的食物大吃特吃，遇到

 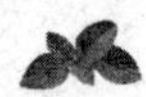

自己不喜欢吃的一口不沾；忙碌之时忙得顾不上吃饭，闲暇的时候从早吃到晚……典型的饮食没有节制。要知道，饮食有节对于身体健康来说是非常重要的：少食多餐，吃个七八分饱就可以了；营养素要全面摄入；早上吃好，中午吃饱，晚上吃少；千万不能暴饮暴食；关注饮食卫生；确保食物的新鲜、清洁；选择健康的烹调方式，尽量避免吃煎炸、肥甘厚味、刺激性食品。

热病发生时，最好断食，这样才能将邪热排出体外，若此时大吃大喝，则热不易退，疾病不易痊愈，稍愈后又继续大吃特吃，疾病容易复发。因此，湿热伤脾胃或脾胃中存在其他热病症状时应当断食。

家里可以储备一些解暑化湿、理气和中、健脾益胃药，如大山楂丸、香砂养胃丸等，非常适合热天脾胃虚弱、消化不良、食欲下降、食少纳呆的患者服用。炎热的夏季可以吃些清脾胃之热的食物，安然度夏。

2. 有节律作息

熬夜的人很容易脾胃虚弱、上火，多数湿热伤脾者都存在熬夜、生活不规律的情况，应当根据四季有节律地休息、生活，日出而作、日落而息，最好每天晚上 10:00 以前入睡，确保 8 小时的睡眠，利于保持正气、防止脾胃虚弱而导致外邪入侵体内。

3. 调节情志

应当懂得调节自己的情志，忧思对脾的伤害是非常大的，因此，千万不能一天到晚眉头紧皱、闷闷不乐、脾气火暴，否则脾胃会大受伤害。所以，为了避免湿热的发生，为了避免早衰，我们应当懂得调节自己的情绪，每天都拥有好心情。

4. 适当的运动

运动对于人体健康来说是非常重要的，一个人每个星期做适当的有氧运动 3 ~ 5 个小时，不仅利于消化，而且能维持人体内的气血平衡，对健康大有益处。

薏仁：健脾益胃，清热解毒

脾胃火旺盛的人，本身的脾胃功能就比较差，因此在日常生活中更要注意调养脾胃，饮食上尽量吃一些易消化的食物，以减轻脾胃负担，清降脾火。中医认为，调节胃火时应当遵循清热、消滞的原则，饮食有节制，不宜吃太热、太甜腻的食物，应当增加新鲜果蔬的摄入，以补充维生素、无机盐等人体所需的营养物质，还要注意做好口腔卫生，每天刷牙两遍，饭后漱口。薏仁就是非常不错的降脾胃火的食物。

薏仁又叫薏苡仁、苡仁、六谷子，性凉，味甘、淡，有清热排脓、健脾利水、除痹之功，入脾经，能去脾胃之火。中医常用其治疗小便不利、水肿、脚气、脾虚泄泻，也经常将其用在肺痈、肠痈等症。

有位女孩非常喜欢吃冰激凌，尤其是到了夏季，更是冰激凌不离手，用她的话来说就是“夏季没有冰激凌，心头火热见饭愁”，可就是秉承着这个信念，她还是“见饭愁了”。

女孩告诉我，这一阵子她都不想吃东西，也不知道是天气热导致的还是之前吃坏了什么东西。而且，早上醒来的时候她还会觉得身体倦重，就好像昨天晚上没睡好一样，有些便溏，口渴却喝不下水。我对她做了一下检查，发现她的舌苔黄腻，脉濡数，断定她这是脾胃湿热导致的，和她吃冰激凌的习惯是脱不了干系的。

冰激凌不仅甜腻，而且冰凉，会损伤脾阻，致使脾阳虚，无法温暖胃

肠，寒气由内而生。脾胃功能受损之后会出现食滞、食阻、气滞等，时间久了就会化热，再加上脾胃失运内有蕴湿，则很容易形成湿热。

我给女孩开了些利湿健脾胃的药物，同时嘱咐她回去之后吃些薏仁调养身体，以清除她体内的湿热，提升食欲。

接下来为大家介绍两款薏仁食谱。

1. 绿豆薏仁粥

具体做法：取绿豆和薏仁各适量，淘洗干净之后放入锅中，倒入适量清水煮半小时，至绿豆开花薏米熟透即可。

此粥有清热解毒、止渴消暑、利肠胃、消水肿、健脾益胃等功效。

2. 冬瓜薏米排骨汤

具体做法：冬瓜洗净后去皮、籽，切成块状；猪排骨洗净之后斩块；薏米淘洗干净；排骨放到沸水中焯一下，焯水后洗净血污，放到锅内，倒入适量清水煮沸，撇掉上面的浮沫，调入适量黄酒，盖盖焖 20 分钟左右，放入薏米、冬瓜，继续炖煮至排骨、冬瓜熟后，调入适量盐、鸡精即可。

此汤有清热解毒，利湿化滞、降脂降压、通利小便等功效。

马齿苋：清热健脾，利水除湿毒

马齿苋是一种常见的野菜，有益气、清暑热、宽中下气、滑肠、消积滞、杀虫、治疗疮红肿疼痛等症。马齿苋不仅随处可见，容易获得，而且是除湿热的佳品。

马齿苋非常有肉感，口感爽滑，味道甘中带酸，所以现在很多人都将它当成美味的野菜食用，经常用其做馅料，却不知道它有很高的药性，有助于清除人体中的热。因为马齿苋性质偏寒，早在《滇南本草》之中就有记载，马齿苋“益气，清暑热，宽中下气，滑肠，消积滞，杀虫，疗疮红肿疼痛”。意思就是说，马齿苋有益气健脾，清热解毒，利水除湿、散瘀消肿、杀菌消炎、止痒止痛等功效。

马齿苋的烹调方法有很多，如凉拌、做馅、泡茶等，但是提醒大家注意，虽然马齿苋的味道非常不错，但是不宜大量食用，通常来说，成人每天摄入马齿苋干品 10 ~ 15 克为宜，鲜品 30 ~ 60 克为宜。并且马齿苋性寒，因脾胃虚弱或受凉而出现腹泻、大便泄泻者，或怀孕的女性朋友都不宜吃马齿苋。吃马齿苋时要忌食甲鱼，否则易消化不良、食物中毒。还要注意马齿苋不能和胡椒等温性药物同服，否则会影响其正常的功效。

除了内服外，马齿苋还可以外用，能治疗各种真菌感染性皮肤病，如湿疹、脚气等。直接取马齿苋捣烂外敷，也可以直接用马齿苋煎汁后清洗、浸泡患处。

接下来为大家介绍几款能清除湿热的马齿苋菜肴。

1. 马齿苋粥

取马齿苋 200 克，大米 100 克，味精适量，将大米淘洗干净后放入锅中，倒入 800 毫升清水，开大火煮沸，之后转成小火熬煮；马齿苋洗净后放到沸水锅内焯 1 ~ 2 分钟，切碎备用；大米粥将熟时放入马齿苋煮 2 ~ 3 分钟，最后调入少许盐、味精即可，每天 1 剂。

此粥有健脾胃、清热解毒之功。此粥适合肠炎、痢疾、泌尿系统感染、疮痈肿毒等症。不过马齿苋性寒，所以不能久食。

 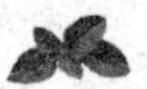

2. 凉拌马齿苋

具体做法：取鲜马齿苋500克，将马齿苋去掉根和老茎之后洗净，放到沸水锅中焯透，捞出，放到清水中洗净黏液，切成段状，调入适量酱油、蒜末、麻油、盐，拌匀即可。

此菜肴有清热利湿、解毒消肿、消炎、止渴、利尿作用。

荷叶薏米粥，祛湿祛热消脂排毒

痘痘的形成原因很多：体热、吃肥腻食物、情绪不良等导致肺经热盛、脾胃湿热，久而久之就会灼伤阴液，导致阴虚火旺，湿热瘀积在脸上就会长出痘痘。严重者会出现痤疮，痤疮上甚至生出结节和囊肿，此现象多为痰湿凝聚所致。脾胃湿热型痤疮主要表现为粉刺此起彼伏、连绵不断，能挤出黄白色碎米粒样脂栓，或者是脓液，脸上出油光亮，口臭口苦，食欲时好时坏，大便黏滞不爽，舌红，舌苔黄腻，脉弦数。

记得有一次，一位女大学生来到诊所看病，她的脸上长了很多痘痘，口气重、体味大，常常长湿疹，困倦。她告诉我，自己从读高中就开始长痘痘，如今已经到了恋爱年龄，可却由于脸上长痘痘而与男生无缘。

我看那个姑娘面色偏暗，长了一脸的痘痘，而且脸上油腻腻的，看起来不干净。她还告诉我，自己经常觉得腹胀，小便发热，尿色发黄，舌质偏红，舌苔黄腻。综合起来，我断定她出现的症状为湿热所致。

湿热体质通常气血慵盛，气血太盛就会向上走，脸上生出痘痘，痘为阳证，通常长在肌肉丰厚之处，热到一定程度就会腐烂、出脓。所以说，痘是身体释放热的表现。

我给那个女孩儿开个清热祛湿的方剂，嘱咐她回去之后按方服药，并且告诉她等到脸上的痘痘基本痊愈后每天熬些荷叶薏米粥来喝，对于湿热体质的防治和痘痘都有非常不错的效果。

荷叶薏米粥的具体烹调方法：取荷叶 30 克，薏米 50 克，先将干荷叶清洗干净，剪碎，薏米淘洗干净之后放到清水之中浸泡 2 小时，之后把薏米放到砂锅里面，倒入适量清水煎煮至薏米熟烂，出锅前 15 分钟将荷叶倒入薏米粥里面，等到汤色逐渐变红绿，继续煮 15 分钟即可。取出荷叶，晾温之后调入适量蜂蜜即可。

此粥之中的荷叶有清热解暑、升发清阳、凉血止血之功，经常用来治疗暑热烦渴、暑湿泄泻、脾虚泄泻、血热吐衄、便血崩漏等症。临床医师经常将其用在减肥、祛痘上，依据的就是荷叶的祛湿祛热消脂排毒之功。

薏米是药食两用的除湿之品，也是养颜治痘治疣的佳品，很多偏方、验方之中都以薏米为药引子治痘痘和疣，由于薏米性凉，味甘、淡，能健脾渗湿、除痹止泻，还可治疗水肿、脚气、小便不利、湿痹拘挛、脾虚泄泻等。

将荷叶与薏米搭配在一起，清暑利湿、健脾祛湿热、美白、消脂、祛痘之功都是非常不错的，深受大众的喜爱，平时没事多熬些荷叶薏米粥，既养生又养颜。

半夏山药粥，祛湿毒除胃热

一到夏季，气温就会逐渐上升，直到人们几乎无法忍受的烦热，降雨量才会增加，一热一湿，让人觉得非常不舒服。对于肥胖者来说，夏季很容易脾胃虚弱。

有个男孩个子不高，却是个十足的“小胖墩儿”，天气一热，他就变得非常烦躁，而且很容易劳累、疲乏，浑身不舒服。

那张胖胖的脸本来不见皱纹，到了夏季耷拉着一张脸，额头却生出皱纹来。后来我给男孩推荐一款膳食，让他在暑湿季节食用，有助于祛除身体内的湿热。

半夏山药粥的具体做法：准备鲜山药、粳米各 50 克，半夏 15 克，陈皮 5 克。将山药洗净之后去皮，切成丁块；半夏、陈皮放到砂锅内，倒入 500 毫升的清水，开大火煮沸，之后开小火煮半小时，过滤留汁，之后再加水煎汁，将两次所取的汁液合并在一起；将洗净的粳米、山药放到汁液中煮成粥即可。

此膳食之中的山药营养丰富，其最富营养的成分存在于黏液之中，食用后人容易产生饱腹感，进而减少进食，是天然的营养瘦身美食，吃山药的时候不用担心自己会发胖。而且，这种黏液可以促进人体新陈代谢的过程，让经络气血更加畅通，进而减去身体中的多余脂肪。

山药既能作主食，又能作蔬菜。直接将山药洗净后放到锅里蒸，能够很好地保存山药里面的营养物质，防止其中的有效成分被破坏掉。如果你觉得这样吃没什么味道，也可以将山药洗净去皮后炒着、凉拌、炖着。

对于由于脾湿而肥胖的人来说，想要通过吃山药达到减肥的目的，应当以煮熟吃或蒸着吃为主，做法简单，而且能够充分发挥出山药的营养价值。

不过提醒大家注意一点，山药是味补药，性甘平，偏热，对于体质偏热、便秘、易上火的人来说应当少吃。过敏体质者削完山药皮要立即洗手，防止出现皮肤过敏。

市场上还有一种产品是山药片，不过很多人不懂得怎么辨别山药片的真假，回家烹调之后才发现买来的不是山药而是木薯。那么怎么区分山药和木薯呢?

(1) 木薯的中间有心线，虽然心线非常小，但是只要仔细观察还是能看出来的。山药中间没有心线。木薯片晒干之后心线通常会脱落，留下一个小洞。若中间有小洞，则一定是木薯。

(2) 山药皮比较薄，切片前一般会先将山药皮削干净。木薯皮比山药皮厚很多。有些木薯太小，所以不易去皮，制假者通常不愿意花费时间去皮。因此，制作的木薯干片边上通常会存留厚皮。皮较厚一定是假山药。

(3) 山药片中淀粉的含量比较高，用手摸的时候会觉得非常细腻，手上会黏着较多的淀粉。而木薯片虽然也富含淀粉，但是用手摸的时候会觉得比较粗糙，手上粘着的淀粉较少。

(4) 山药易煮烂，木薯难煮烂。

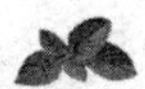

清热莲栀茶，调治胃热牙龈痛

牙龈肿痛是常见症状，一般发生在上火之后，有的人在吃过烧烤之后第二天便出现牙龈肿痛症状，可见其与饮食是有很大关系的。

现代人应酬多、聚会多，而无论因为什么聚在一起，都少不了“胡吃海喝”，也正是因为饮食的不规律，才导致患牙龈肿痛的人越来越多。

饮食无度，胃内就会积火过盛，循经上行至牙龈，就会表现出牙龈肿痛，此时应适当吃些凉性食物清热泻火，即可迅速消除肿痛。

一个月前，有位家长带着个七八岁的孩子来诊所看病，孩子的牙龈又红又肿，甚至不敢吃东西，每天不是吃粥就是喝汤，每次孩子牙龈肿痛的时候家长都会给孩子吃些牛黄解毒片，但是孩子的牙龈肿痛反复发作，总吃药毕竟对孩子的身体健康不利，问我有没有什么根治之法。

我询问了一下孩子的日常饮食习惯，孩子的妈妈告诉我，孩子平时就喜欢吃肉、奶油、辣味食物，不喜欢吃蔬菜和水果。

听到这儿，我便明白，孩子之所以经常上火，出现牙龈肿痛，和他的饮食习惯是脱不了干系的，想要从根本上解决问题，就必须纠正饮食习惯。嘱咐孩子的妈妈回去之后让孩子多吃新鲜果蔬，少吃肥甘厚味，辣椒就更不能吃了，同时让孩子的妈妈回去之后给孩子泡上一杯清热莲栀茶来喝。

具体做法：黄连、大黄各0.3克，栀子、生地、木通、绿茶各3克。

将上述茶材放到干净的容器内，倒入适量温开水冲洗一遍之后，加入沸水闷泡 10 分钟左右即可。冲至味淡即可。

此茶之中的黄连和大黄都是大寒之品，有泻火解毒之功；栀子性味苦寒，可泻火凉血；生地甘寒，能清热凉血、益血生津；木通性味苦凉，可泻火行水。上方之中所选的药材都是苦寒泻火之品，因此泻火之功是比较强的。不过苦寒伤胃，所以不宜久服，脾胃虚寒、食少便溏者要少用，年老、久病体弱者也不宜用。

从中医的角度上说，胃热会导致口干、口苦、口渴、口臭、口腔糜烂、牙龈肿痛、小便短赤、大便秘结等症，胃受热邪，或过食煎炸燥热、辛辣肥腻之品是诱发胃火的主要原因。

胃热的人平时喜欢吃凉食，觉得吃过冰凉的食物之后胃里很舒服，多数胃热的人胃口都非常好，常常是刚吃过饭没多久就又饿了，当然了，也有的人会觉得胃胀、没食欲。胃热的人平时应当养成良好的饮食习惯，适当吃些性质寒凉之品以清除胃火，平时多喝水，清淡饮食。

蜂蜜绿茶，调治湿热口腔溃疡

口腔溃疡虽然不是大病，但却是常见病、多发病，发病之后，吃饭和说话都会受到一定程度的影响，给人的生活造成困扰。从中医的角度上说，脾胃湿热为口腔溃疡的重要诱因，湿热一除，溃疡自愈。

前段时间有个朋友来诊所咨询我，他告诉我说，自己三天两头受口腔

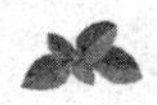

溃疡的困扰，究竟是怎么回事？难道口腔里有难缠的细菌吗？我笑着摇了摇头，回答道："是你的体质在作怪。"他对我的回答感到诧异，于是我耐心地给他解释起来。

最容易患口腔溃疡的就是湿热体质者，当阴虚体质者的身体受湿邪侵扰的时候，或者体内的湿由于各种原因上火的时候，就会使得内外湿邪相引，脾胃受困，运化功能失调，出现湿热口腔溃疡。

那么怎么辨别自己出现的口腔溃疡是不是湿热导致的呢？湿热型口腔溃疡最明显的特征就是溃疡局部有红肿热痛，而且还表现出渗出性糜烂，症状会反复发作，缠绵难愈，

口腔溃疡症状除了可以用外用的药膏外，还可以通过以下这款茶调节体质，治疗口腔溃疡。

蜂蜜绿茶饮的冲泡方法：绿茶 5 克，蜂蜜 30 毫升。现将绿茶放到茶杯内，之后倒入 300 ~ 400 毫升沸水，盖盖闷 5 分钟左右，倒出茶汤，调入蜂蜜即可，每天服 2 次。

用蜂蜜治疗口腔溃疡是常用的方法，很多人都曾用蜂蜜涂抹过口腔溃疡处，而且这个方法的效果也是非常不错的，能促进口腔溃疡的愈合。因为蜂蜜有清热解毒、补中止痛之功，因此，用蜂蜜治疗口腔溃疡的时候，不管是内服还是外敷都是非常有效的。不过口腔溃疡为身体内部的湿热导致的，最好的方法是通过蜂蜜内调外治。

绿茶有清火解毒、清心除烦、利水除湿的功效，它不但能清除湿热导致的口腔溃疡，还能平息口腔溃疡导致的烦躁，外用还可以对其创口进行解毒消炎。

口腔溃疡的疼痛可能会导致患者无法进食，因此仅仅靠喝茶还是不行的，但是我们可以将蜂蜜和绿茶添加到正餐之中，比如用它们来熬粥。具体做法：取 5 ~ 10 克绿茶放到大茶杯内，倒入 800 毫升沸水，闷 5 ~ 10 分钟后过滤掉茶叶，用茶汤和 100 克大米一同熬煮成粥，粥成后晾温，调

入适量蜂蜜即可。

为什么要晾温之后再调入蜂蜜呢？因为蜂蜜不能用高温煮或冲泡，否则会破坏掉其中的有效成分。此外，还要注意服用蜂蜜和绿茶的过程中忌大蒜、洋葱、豆腐、莴苣等食物；土茯苓、威灵仙、人参等有补气作用的中药也不能同服，否则会影响它们各自功能的发挥，还能导致恶心、呕吐、腹痛、腹泻等。

蜂蜜和绿茶都是常见的生活必需茶材，用其泡茶或熬粥的方法也非常简单，而且有效，无论患者是否因湿热而出现口腔溃疡，只要确定自己是湿热体质，都可以通过蜂蜜绿茶或蜂蜜绿茶粥来调养身体，改善自己的体质，防治口腔溃疡。

丰隆穴：沉降胃浊，祛湿化痰

丰隆穴为足阳明胃经上的要穴，可以调理脾胃，还能化痰，经常刺激此穴可以沉降胃浊，祛湿化痰，避免痰湿侵袭身体。

肥胖主要是身体内堆积脂肪导致的，而食物为脂肪的主要来源，因此节食成了女人减肥的主要手段。但是这种方法适合那些胃口大、喜欢吃肥甘厚味之品的人，却并不适合食少却依然肥胖的人。

有的人为了减肥每天都在努力节食，早餐和中餐都吃得少，晚餐不吃，虽然越吃越少却没有任何效果，不但减肥没有成功，自己的身体状况却越来越差。

 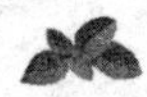

此类肥胖者出现的肥胖实际上和进食多少没有关系，主要是脾胃功能失调导致的。对于此类肥胖者来说，想减肥首先要养好脾胃。中医上有云：“胖人多痰。”这里所说的痰指的是多余的、没用的脂肪，它又叫痰湿，主要为脾胃功能降低，也就是脾运化水湿的功能与胃之降浊功能下降，导致体液不能被运化、代谢出去，逐渐停蓄凝结为黏稠状、有害液体。当痰湿流注到全身皮肤组织中的时候人就会变肥胖，甚至会生病。

那要如何来避免湿热侵袭呢？可以按摩双腿上的丰隆穴（位于小腿前面外侧，外踝上27厘米），它是足阳明胃经上重要穴位，能沉降胃经之浊气，所以可以调理脾胃，被誉为“化痰穴”。刺激此穴可沉降胃浊，祛湿化痰。

丰隆穴的具体按摩方法：分别将双手的食指和中指指腹或大拇指指腹按到丰隆穴上，力度适中，至略感疼痛，按此穴5秒之后松开，重复按摩3～5分钟，每天按摩1～2次。也可以双手握拳，轻轻敲打5～10分钟，至皮肤自然变红即可。

这种按摩方法不但能除痰湿，还有非常好的保健功效，能辅助治疗咳嗽痰多、肥胖、高血脂、高血压、头痛、眩晕等症。

虽然这种按摩方法很有效，但是不能一味地依靠这种方法，按摩的同时还应配合饮食调养，少吃肥腻、油炸之品，适当参加体育锻炼。如果想取得更好的疗效，还可用丰隆穴配合阴陵泉穴（位于小腿内侧，胫骨内侧下缘和胫骨内侧缘间的凹陷中）、商丘穴（位于内踝前下方凹陷中，舟骨结节和内踝尖连线中点处）、足三里穴（位于小腿外侧，犊鼻下10厘米处）来治疗痰湿等症；如果和肺俞穴（位于第3胸椎棘突旁开5厘米处）、尺泽穴（肘横纹中，肱二头肌腱桡侧凹陷处）搭配，能有效治疗咳嗽。

手三里：润滑脾燥、清热明目

手三里穴为人体阳明大肠经之要穴，掌管着大肠经冷降下来的湿热之气，经常刺激此穴，能调理肠胃、清热除湿。

从中医的角度上说，牙痛、口腔溃疡等疾病都是肠胃中的湿热循行，特别是大肠经上行到头面口腔导致的。想要治愈这些疾病，首先要做的就是祛除湿热，除了用药外，还可通过按揉人体手阳明大肠经的重要穴位——手三里穴。

手三里穴位于双臂前臂上，手肘弯曲处再向前 3 指宽处即为此穴。此穴很容易找到，按的时候能产生酸痛感，因为大肠经冷降下来的湿热之气就覆盖在此处，并且范围比较大。湿热之气最终会传导到脾土之中，最后被运化掉，一旦此穴之气血不畅，湿热之气就会不降反升，所以刺激手三里穴不但可以畅通大肠经气血，还能促进脾气之生发，加速水湿之运化，及时将头面湿热清除出去。

手三里穴的按摩方法：在前臂，手肘弯曲处向前 3 指宽，在阳溪穴和曲池穴连线的地方，用手一按就会痛。可以用自己的手指指腹，用适当的力度打圈按揉另一手臂上的手三里穴，坚持按摩 1 分钟之后换成另外一只手来按摩。每天早晚分别按摩 1 次。

按摩此穴有通经活络、润滑脾燥、清热明目、调理肠胃、排除湿热之功。不仅适合湿热体质者日常保健，而且还能辅助治疗消化不良、胃溃

疡、肠炎、牙痛、口腔溃疡、乳腺炎、感冒、上肢麻痹、颈椎病、半身不遂等疾病。

手三里穴配合曲池穴对于风团、荨麻疹等湿热导致的皮肤病有治疗之功，但是温针灸并不适合日常使用，需要找专业人员进行操作。艾灸可以自行操作，具体做法：点燃艾条的一端，对准手三里穴，于距离皮肤2～3厘米的地方灸烤10～20分钟，至局部产生热感，每个星期艾灸1～3次。

不过提醒大家注意一点，不管是按摩还是艾灸，都要注意不能损伤皮肤组织。所以，按摩的过程中除了要注意力度，还要注意不能使用尖锐的工具，用手指指腹按摩的时候要注意剪掉指甲，防止局部皮肤被戳破或划破。艾灸的过程中要小心，点燃艾灸的时候应当和皮肤保持一定的距离，防止灼烧皮肤。

手三里穴可以和其他穴位配合，和足三里、上巨虚、下巨虚等配伍，能治疗胃肠病；和合谷穴配合按摩，能治疗牙齿疼痛、口腔溃疡等；和太冲穴配合按摩，能治疗高血压。

内庭穴：清除胃热，提升食欲

内庭穴是足阳明胃经上的荥穴，为三大下火穴之一，按摩内庭穴不但能降火气，而且可以治疗湿热导致的各类疾病。

前段时间有个朋友来诊所诉苦，他说自己虽然人到中年，可却仍然脾气暴躁，常常上火，口臭、便秘也经常找上自己，虽然家里人经常劝自己要放宽心，但他还是控制不住自己，而且身体一直在发福。

我嘱咐他回去之后不仅要放宽心，还应当注意合理饮食，同时给他推荐了个简单的按摩方法——按摩内庭穴。内庭穴位于双脚脚趾面上，第2、3跖骨结合部前方凹陷处。

由于内庭穴为中医上常见的下火穴，位于足阳明胃经上，为气流行的部位，经常按摩这个穴位，经脉之气就会慢慢变大，对它进行刺激，不仅能降火，而且能治疗口臭、便秘、咽喉肿痛等湿热引发的疾病，所以内庭穴又被喻为热证和上火的克星。

此外，内庭穴还能自行调节食欲，帮助湿热肥胖者泻胃火，抑制食欲。因为肥胖很可能是食欲大、胃火盛导致的，只有倾泻掉胃火，食欲减少，才能有效减肥。对于朋友这种由于湿热而肥胖的人来说，按摩内庭穴能够辅助减肥。取内庭穴的时候，采取正坐或跷足的姿势，脱掉鞋袜取穴。

具体按摩方法：用双手大拇指或食指指端分别按压在双足内庭穴上；双手拇指同时主动用力，有节奏地点揉按摩，揉动频率为120～160次/分钟，坚持按1～2分钟，每天早晚分别按1次。

此按摩方法有清除胃热、燥湿化滞、止血止痛之功，既能有效除湿保健，也能够治疗鼻出血、牙齿疼痛、咽喉肿痛、胃反酸、腹胀、腹泻、便秘、脚气、热病、三叉神经痛、急慢性肠炎等湿热病症。

点揉内庭穴的时候，动作要灵活，力度应当稍微大些，要带动皮肤一起按摩，而不是只在表面摩擦，因为穴位在皮下组织里面，这种摩擦方法对它的刺激是远远不够的，可以采取艾灸之法。

艾灸的具体操作：取艾灸条点燃一头，于内庭穴上方2厘米左右处对其进行熏灸5～10分钟，每个星期艾灸1次，症状比较严重的要隔1～3天艾灸一次，防止其对皮肤造成损伤，或对其刺激过度，起到相反的作用。

中医按摩的时候经常将合谷穴和太冲穴、内庭穴同用，这三个穴位搭配使用能除燥下火；小腹胀满可以用合谷穴配合内庭穴、临泣穴同用；眼睛疼痛时，可以用内庭穴和上星穴同用；患牙痛或扁桃体炎的时候，可以用内庭穴与合谷穴搭配使用。

02 轻净心：湿热毒心心憋屈，宣通上焦人安宁

平和心性，心不伤则湿热不伤

人体中的正气充足，邪气才能不入侵，身体才能健康无病，这一点对于养好心包之正气，防止湿邪入侵体内伤及身心来说非常适用。说到这儿可能会有人问了，要怎么做才能做到这一点呢？最简单的方法就是修身养性。

注意修身养性即可平稳情绪，平衡心态，凡事都要想得开，懂得适应周围的环境，懂得控制自己的情绪，将不切实际的幻想抛弃，这样才能拥有平和的心态，达到养生保健、心态平衡的目的，保持身心健康。

没事的时候多到环境美好的地方去逛逛，如果自己因为什么事情纠结于心，觉得人生没有什么快乐而言，应当懂得调节自己的心境，将纠结在心的事情抛开，懂得脱离世俗，即使生活的确不如意，也应当懂得感受身边的美好，懂得养护自己的心神。

多到景色优美的地方去散心，听听能舒缓心神的音乐，多参加一些公

益活动，听听舒缓悦耳的音乐，让自己处在愉悦的环境之中。懂得丰富自己的见识，充实自己的生活，促进情绪向愉快的一面转换。

我们每个人都应该切合实际，用客观实际来代替幻想，少一些推测和胡乱猜想，防止内心世界凌乱不堪，阻碍身心健康，应当懂得尊重客观事实，让心理保持平衡自然的状态。

尽量避免与周围的人发生冲突，坚持与人为善，懂得与人开心友好地相处，这样才能让自己更加开心，心态平和、简单，身心不纠结，气血才得平和，人体也能免受外邪的伤害。

对任何事情都应该有拿得起放得下的精神，当然了，这种心态是一种修行，不是什么人都能做到的。我们应该懂得放下欲望、面子等，用心去体会生命内在、真实的东西，这样才能避免让自己活得那么累，懂得放下贪欲，这样才能获得心安，感受到自然界之中的美好。还要懂得放下内心的浮躁，用正确的心态看待得失和荣辱，做到宠辱不惊，笑看一切。

每一天都尽量过得开开心心的，将精神集中在今天，不要总念叨着未来，做好今天的事情，制订运动计划，每天抽出时间去运动、娱乐，保证充足的睡眠。总之，尽可能让自己过得开开心心的、平平和和的，做到不伤心，养好身心，心气平和，心气不虚，邪伤不到身体，湿热也就不能伤身体。

按摩心包经，养心除湿热

心主神明，在志为喜，心受热邪之后，最先表现出的就是不开心、不快乐，几天之后再发热。热邪和正气相搏会突然心痛、面赤，汗为心液，热盛就会灼津液，没有力气发汗，所以没有汗液。

记得有一次，一位女士在爱人的陪同下来到诊所看病，那位女士面无表情，稍皱眉头，女士的爱人告诉我，从几天前开始，自己的老婆就闷闷不乐的，而且忽然说自己头痛，之后就出现了发热、呕吐等症，赶忙带着她到诊所来。

听完男士的叙述，我的心里大概有了数，之后我看了看女士的舌头，舌质红，舌苔黄腻，脉濡缓，的确是湿热症。治疗时应当从宣化上焦、辛开其郁着手。我给她开了安宫牛黄丸加减，连续服药 3 天之后，那位女士的症状基本痊愈，自己来诊所复诊。

这一次我并没有让她回去继续服药，而是嘱咐她回去之后每天循手少阴心经、手厥阴心包经进行按摩。

手少阴心经、手厥阴心包经能治疗和心、心经、心包经有关的病症，如心脏病、心痛、口渴、目黄、胁痛、臑臂内后廉痛厥、掌中热、手心热、肘臂屈伸困难、腋下肿、胸胁胀闷、心烦、面红、目黄、喜怒无常等。心经和细胞如果气足，人就不容易患上上述疾病，湿热之邪也就不容易伤及心系，能够避免湿热伤心经而引发的病症。因此，养足心经的气血非常重要。

手厥阴心包经：此经起于胸中，出属心包络，向下穿过膈肌，络于上、中、下三焦。其分支由胸中分出，出胁部腋下 10 厘米处天池穴，向上到腋窝下，沿上肢内侧中线入肘，过腕部，入掌中，沿小指桡侧到末端少冲穴。另一分支由掌中分出，沿无名指尺侧端行，经气于关冲穴和手少阳三焦经相接。

手少阴心经：起于心中，出属心系，内行主干向下穿过膈肌，联络小肠；外行主干，从心系上肺，斜出腋下，沿着上臂内侧后缘，过肘中，经过掌后锐骨端，进入掌中，沿着小指桡侧到末端，经气在少冲穴处和手太阳小肠经相接。支脉由心系向上，挟着咽喉两旁，联系于目系，也就是眼球内连于脑的脉络。

选择在午时 11:00 ~ 13:00，也就是心经当令之时处在休息状态，不要干扰阴阳变化，此时按摩一下心经，借助天地阴阳转化之时利用天机之运行获得对身体有益的能量，对养心、养身来说都是非常有好处的。

选择在戌时 19:00 ~ 21:00，此时心包经当令，循经推摩心包经，能够解郁、解压、养心，还可以每天晚上睡觉之前拨十几遍的天泉穴（位于腋下里面的一根大筋），这样做可养心，清除心包积液，进而增强心脏活力，让整个身心代谢更加旺盛。

每次循经按摩心经和心包经 3 ~ 6 遍，用掌推，同时在每个肺经穴位上稍微按揉，长期坚持此按摩方法能够很好地养护心脏、心包及心经、心包经所络属部位。

高丽参茶，清心除烦治心病

天气闷热、潮湿的时候，医院里面的心脑血管疾病患者就会增加。我的一个朋友患心脏病已经很多年了，去年夏天来北京旅游，第二天早上起床的时候突然觉得一阵阵胸痛，到医院做心电图出现了明显的缺血性改变，已经是心绞痛了，立即住院。

还有一位刚满六十岁的老爷爷到车站去接孙子，又累又渴，浑身是汗，之后胸闷、头晕，开始以为是中暑，后来到医院就诊，发现自己是心绞痛，服药之后症状得到了缓解。

夏季是心脏病的高发季节，很多时候发作有假象，症状不典型，有些人胃痛，有些人背痛，有些人手麻等。老年人的耐受能力比较强，所以有的时候病情虽然已经很严重自己却不知晓，最终延误病情。心脏病患者平时可以喝点高丽参茶，对于除湿热、养心保健来说大有益处。

高丽参保健茶的具体制作方法：高丽参、百合各 5 克，将高丽参切成薄片；百合泡发后备用；二者一同放到玻璃杯中，倒入适量沸水冲泡，浸泡 10 分钟左右即可，每天 1 剂，边喝边泡。

人参有滋阴补生，扶正固本之功，能大补元气、滋补强壮、生津止渴、宁神益智，适合心力衰竭、惊悸失眠、体虚、心源性休克的患者服用。此茶之中的高丽参也能大补元气、生津安神，适合心悸失眠、体虚、心力衰竭、心源性休克的患者服用。现代研究表明，高丽参能在一定程度

上预防心脏病、糖尿病、动脉硬化、高血压等症，此外，还有抗癌、控制疾病、促进血液循环、防止疲劳、提升免疫力之功。因此，心脏病患者非常适合服用高丽参。

百合入心经，性微寒，有清心除烦、宁心安神之功，经常用来治疗热病后余热未消、神思恍惚、失眠多梦、心情抑郁、喜悲伤欲哭等症。

将高丽参和百合联用，能够提升补养心气之功，有助于防治外邪的入侵。

玉竹猪心汤，化湿除热去胸闷

很多人都出现过胸闷症状，好像是一口气憋在胸口，难以抒怀。一般来说，当我们长时间待在密闭的环境中，或者生气郁闷，或者气压偏低时就会产生胸闷的感觉，对于上述情况导致的胸闷很容易解决，只要换个环境或者舒缓自己的情绪就不会觉得胸闷了。像这种胸闷是不用去医院看医生的，可以自行解决。不过上了年纪的人出现胸闷的时候千万不能掉以轻心，要及时就医，防止发生危险，威胁生命安全。

通常来说，高温多雨的夏季，在闷热潮湿的情况下，心脏的负担也会变大，易诱发心脏病。

前段时间我正在诊所给病人看病，突然闯进来一个人，我一看，认识，是同小区的小刘，小刘一进门就着急地对我说："大夫，您快去我家里看看吧。"我赶忙随他去了他家，原来，小刘的妈妈刚从医院回来。

十几天前，老人突然昏迷，住院之后发热咳嗽、胸闷气喘，时昏时醒，昏迷的时候说胡话，醒过来的时候也不是很明白，喊她的名字还能答应，十几天了，没发现任何异常，给老人用了抗炎解痉、平喘化痰药物静脉注射，可是没什么效果。于是家人商量着接老人出院试试中医疗法。

我对老人做了一番诊断，发现她的舌苔黄腻、脉濡滑数，确诊她是湿热酿痰蒙蔽心包，应当采用化湿清热、芳香开窍的方法，我给老人开了菖蒲郁金汤送服至宝丹 1 丸，服药之后，老人的神志逐渐恢复，继续用清热化痰、宣肺平喘的方剂之后，老人基本恢复健康。后我又嘱咐小刘每天给老人做玉竹猪心汤来吃，以养心、解除胸闷。

玉竹猪心汤的具体做法：取玉竹 50 克，猪心 1 个，生姜 2 片。将玉竹浸泡至软后切碎；猪心剖开，洗净；将玉竹放到猪心中，用牙签扎紧，和生姜一起放到炖盅内，倒入冷开水 250 毫升，加盖隔水炖 3 小时，喝的时候调入少许盐即可。

此汤之中的玉竹甘平柔润，有滋阴润肺、生津养胃之功，能治疗肺胃阴虚燥热之证，但是其药力较缓，用量要大些；猪心性平，味甘咸，有补虚、安神定惊、补血养血之功。将二者搭配在一起，即可安神宁心、养阴生津、疏肝解郁，适合热病伤阴、干咳烦闷者以及暑热时紧张工作的人。

心脏为五脏六腑之主宰，不能受邪气伤害，因此要通过心包经来保护心脏。心包为心脏的外膜，它包裹着心脏，能保护心脏、反映心脏的某些功能。热性病中，由火热邪气导致的高热、神昏、谵语等证候，病变部位大都在心包处。暑湿初起的时候湿重于热，会逐渐发展，把湿熬成痰蒙蔽心包，成为湿热并重，所以治疗的时候要注意化湿清热、芳香开窍。

不过提醒大家注意一点，虽然普通的胸闷无须治疗即可迅速恢复正常，不过心脏本身就有问题的人要时刻提高警惕，不能忽视胸闷、胸痛等症状，一旦出现此类症状，要及时到医院就医，做相关检查，以免耽误病情，导致严重后果。

酸枣薏仁汤，除邪安神助睡眠

湿为阴邪，湿性黏滞，郁闭阳气，多致喜寐，那么为什么会导致不寐呢？湿易生热，湿热内扰神舍，所以致不寐；湿热内着，变证最多。

去年夏天，有位二十出头的小伙子来到诊所看病，他告诉我，自己已经连续失眠好几天了，心中着实烦恼。由于晚上睡不好，白天的工作经常出问题，老板虽然嘴上没有批评自己，但已经明显表现出了不满。原本想服用安眠药来助眠，可却又担心有损身体健康，问我有没有什么中药能助眠。

小伙子告诉我，自己之前看过中医，被确诊为湿热体质。我对他进行了一番诊断，断定他的确属湿热体质，再加上当时正值暑湿季节，湿热入心，心主血，温病邪热入血分，更容易扰乱心神，导致神昏、嗜睡等。因此，治疗此病最好的办法就是祛除湿热，养好心脾，特别是要注意养心神，清心开窍，祛痰。进而助眠，振奋精神。

我给他开了些以薏米、茯苓、酸枣仁、牛黄、黄芩等为主的药方，连续服药 1 个星期之后，小伙子告诉我自己身体舒服多了。

之后我给他推荐了酸枣薏仁汤，我告诉他，以后暑湿季节再失眠或是受暑湿侵袭出现其他症状时，可以熬此汤来喝。

酸枣薏仁汤的具体制作方法：酸枣仁 15 克，薏米 30 克，将酸枣仁洗净后掰开，薏米淘洗干净后放到砂锅中，倒入 3000 毫升的清水，熬煮至一半的时候即可，每天的饮用没有时间限制，每天服 1 剂。

此汤之中的酸枣仁有非常好的安眠之功，《本经》之中提到，酸枣仁“主心腹寒热，邪结气聚，四肢酸疼，湿痹”。此外，红色入心，酸枣仁入脾经和心经，能养护脾胃正气，防止湿热邪气的产生，而且能养护心气，防止湿热伤心经，因此能够治疗湿热内扰而引发的失眠。薏米有健脾、利湿、除烦之功，与酸枣仁合用能养心、健脾、除湿热，为安眠之佳品。二者连用，能安神助眠，防止湿热侵体。

丝瓜养心汤，补虚养心安神定惊

李某是某公司的业务经理，记得有一次，李某去一个陌生的城市见客户，当时正值 7 月份，酷暑难耐，李某下车之后却发现司机停车的地方并不是客户约定的地方，四处打听寻找客户约定的地点，内心之中有些焦急，再加上暑热、走路太多等，见完客户回去之后李某就病倒了。

患病三天之后他来到诊所找我，告诉我自己身热头晕，心胸憋闷，浑身无力，食欲下降，便溏，小便不畅。我看了看他的舌头，舌苔白腻，又给他把了把脉，脉象濡软略滑。属暑外迫，湿阴中、上焦而引发的，治疗时应该从芳午宣化、辛开苦泄入手。我给他开了添加了鲜佩兰、鲜藿香、大豆卷、制厚朴、陈皮、川连等的药方，患者连续服药两天之后身热渐

退，头晕已减，不过胸腹仍然觉得非常闷，舌苔仍旧白腻，脉象濡滑。于是我在前方的基础之上添加了草寇、杏仁，连续服药3剂之后症状痊愈。

患者症状痊愈之后，我嘱咐他回去之后喝些丝瓜养心汤巩固疗效，因为患者的病属于热邪深入营分，内闭心包，邪热扰心，神明内乱，所以才会心胸憋闷，治疗时应该从清心开窍、宣畅气机着手。

丝瓜养心汤的具体制作方法：丝瓜200克，猪心500克，调味料适量。将猪心洗净后切成薄片；荸荠削皮后备用；玉竹煮水后提取浓汁20毫升；配荸荠、韭黄、鸡汤，调入适量盐、胡椒、葱姜煸炒，淋上少许醋和麻油，每天1～2次。

此汤之中的猪心性平味甘咸，入心经，有补虚养心、安神定惊之功，能治疗气血不足而引发的惊悸、胸闷、怔忡、自汗、失眠等症。夏季吃点猪心能养心，而且火对心，心主血脉，出现心悸、胸闷、失眠、健忘、烦躁、心前区疼痛等症时可以吃点猪心。

丝瓜味甘，性凉，入肝经、胃经，能通行十二经，通络活络，清热化痰；有清热除湿、凉血解毒、解暑除烦、凉血解毒、解暑除烦、通经活络、祛风等功效；能够治疗热病身热烦渴、胸腹憋闷、痰喘咳嗽、肠风痔漏、崩漏、带下、血淋等症。丝瓜是夏季的时令果蔬，与猪心合用能补养心气、清热利湿、除心胸憋闷。夏季服此汤还能保护皮肤、消除斑块，让皮肤洁白而细嫩，是美容之佳品。

03 轻净肺：湿热毒肺气不畅，净化肺脏人无恙

肺脏很娇气，最怕湿热袭

肺主气，司呼吸，肺有节律地一呼一吸，即可维持、调节全身气机之正常出入。不过肺很容易受到湿热的侵害，导致呼吸功能减弱，变得“憋屈”。只有及时清除肺部湿热，“憋屈”的感觉才会消失。

我们都屏息凝气过，超不过 1 分钟，我们就已经憋得受不了了，由此可见，呼吸对于人来说是多么的重要啊。进行正常的呼吸需要口和鼻，不过它们只是气体出入的一个外在关口，真正能有节律地进行呼吸的是我们的肺脏。

但是肺为娇脏，很容易受病邪之侵害，从中医的角度上说，肺属阴，而且也主行水，有湿润的特点，而且怕热，喜清凉。一旦温邪犯肺，肺内的湿和热就会和外热互相勾结，形成湿热，也叫肺热。肺被湿热纠缠，呼吸功能就会变弱，正气的生成和其在体内的运行也会受到影响，导致身体发生各种病理变化，表现出胸闷、腹胀、倦怠乏力、声音低怯、气虚咳喘等。只有将肺内的湿热祛除，才可以确保其主气、司呼吸的功能

正常，才可以让身体中的气机和外界进行畅通的交换，才不会让身体憋屈。

想要清除肺内的湿热，应当从以下几方面着手。

1. 多喝水、吃除湿养肺食物

每天的饮水量在800～1000毫升，平时多吃些有除湿、滋阴养肺之功的食物，如梨、银耳、百合、枇杷、薄荷、蜂蜜、冰糖等，可以直接用其熬汤。

2. 日常保健不可少

秋冬季节天气转凉，病毒、细菌大波袭来，此时应当注意做好保健防病工作，特别是雾霾天气、扬尘天气等，出门时要戴上防尘口罩，防止肺部受到伤害，诱发咳嗽，出现肺热，最后变成湿热。喜欢抽烟的人最好戒烟，减少对肺脏的伤害。

3. 加强体育锻炼

在空气清新的地方散步、慢跑或练瑜伽、打太极等，都能增强肺部的抵抗能力，预防湿邪之入侵。

4. 做做“养肺功”

采取坐姿，放松身心，调匀呼吸，双腿自然伸直，双脚交叉；身体前躬，弯腰，左右两手支撑地面；之后稍微用力向上抬身体，持续3～5秒之后放下，重复此操作3～5次为1遍，共做3～5遍。

养肺能够增加肺活量，通达肺气、疏通肺脉，祛除肺内湿热。

川贝母炖雪梨，清肺热止咳嗽

肺热咳嗽是由肺内郁热、肺气失宣而致的以咳嗽为主的症候，容易发生在免疫力低下的儿童和老人的身上，从中医学的范畴上讲，肺热咳嗽属温病学。

咳嗽是一种常见症状，多数人对于经常发生、出现的症状会“习以为常”，认为这没什么大不了的，不过是小毛病，吃点止咳药就行了。虽然偶尔的、普通的咳嗽只是人体的保护性呼吸反射动作，作用是清除呼吸道内的分泌物或异物，可是如果长期、频繁、剧烈地咳嗽，即为病理现象。

从中医的角度上说，咳嗽主要为外邪袭肺，蕴郁化热或饮食不节、过食肥甘、蕴积化热，火热上乘或情志抑郁，肝经蕴热，木火刑金导致肺中郁热，炼液为痰，痰盛生热，肺失宣肃，所以频繁咳嗽，痰难咯出。每到季节更替的时候，寒热的变化比较大，咳嗽就变得多发。

去年冬天，一个十几岁的孩子来诊所看病，他告诉我，随着冬天的来临，气温的骤降，他已经咳嗽好几天了，止咳药没停过，但是却一直没有好转。

患儿咳出的痰不多，但是是黄痰，总是觉得困乏、纳差，其舌质淡、舌苔黄腻，脉细数，关寸大，是风寒外感、肺胃上逆、气滞不降导致的肺热咳嗽，因此应当从健脾和胃、清肺降逆、化痰止咳着手治疗。

我给孩子开了相应的方剂，嘱咐他回去之后让妈妈每天给他煎 1 副，同时写了个方剂——川贝母炖雪梨，让妈妈帮他烹调来吃。

川贝母炖雪梨的具体做法：取大雪梨 1 个，川贝母 5 克，冰糖适量。先将川贝母研磨成粉；雪梨洗净后去蒂，挖出雪梨心；将川贝粉、冰糖嵌入到雪梨内部，之后盖上梨蒂，用牙签穿连，放到炖盅内，炖 45 分钟。

此膳食之中的川贝母有化痰止咳、清热散结之功，能治疗久咳痰喘；梨性味甘寒，入肺经，有清热、化痰、止咳之功。二者同用，即可止咳化痰、清热滋阴，能减轻咽干喉痒、喉痛失音。

治疗咳嗽的时候要注意辨证施治，不能刚出现咳嗽症状就自行服用止咳药，虽然止咳药能暂时缓解咳嗽的症状，却不能根除咳嗽，不对症，咳嗽就会反复发作。肺热咳嗽多发生在肺热感冒而发烧、流黄涕等症的愈后。此时可通过知母冬瓜汤来进行后期的调养。

知母冬瓜汤的具体做法：取知母 20 克，冬瓜 250 克，盐、鸡油各适量；知母洗净，冬瓜洗净，切块，之后一同放到炖锅中，倒入适量清水，开大火煮沸之后转成小火继续煮半小时，调入适量盐、鸡油，煮沸即可。每天 1 次，佐餐或单食均可。

此药膳之中的知母有清热泻火、生津润燥之功，经常用来治疗肺热燥咳、外感风热、高热烦渴、骨蒸潮热、肠燥便秘等症，与有清热解毒、利水消痰、除烦止渴、祛湿解暑的冬瓜搭配，能清热化痰，非常适合肺热咳嗽、痰黄黏稠的患者服用。

枇杷清肺饮，解毒散结除痤疮

痤疮是困扰很多年轻人的皮肤病，一般在青春期过后会减轻或痊愈，容易发生在面部，主要表现形式包括：粉刺、丘疹、脓疱、结节等。男性多余女性，其诱因很多，常见的诱因为：内热炽盛、外受风邪，包括肺热、脾胃湿热、热毒、血瘀痰凝等不同类型。

几年前，读大学的女儿的同班同学周迪来家里作客，小姑娘皮肤白皙，身材高挑，可就是处在青春期，长了一脸的痤疮，闲聊之际我才得知，周迪从 15 岁开始长痤疮，到今天已经有六七年了，涂过药膏，用过去痘的洁面，可就是不见好。后来面部的丘疹相互融合，形成又大又红肿的硬结，溃破之后可以挤出渣样物，愈合后有疤痕。

我对周迪做了一番检查，发现她的舌质红，舌苔黄腻，脉沉弦，断定她这是肺胃湿热，外感毒邪，血热蕴结，便采用清肺胃湿热、活血化瘀、解毒散结的方法为其治疗，给她推荐了枇杷清肺饮。

具体做法：取枇杷、桑白皮各 6 克，黄连、黄柏各 3 克，人参、甘草各 1 克。将上述药材一同放入锅中，倒入一碗半清水，煎至一碗，空腹饮服。也可以将上述药材研成粗末，分装到两个空茶包内，制成茶药包，每天上午、下午分别用沸水冲泡，代替茶来饮用，平均 15 天为 1 疗程。

枇杷果有祛痰止咳、生津润肺、清热健胃之功；桑白皮能泻肺平喘、行水消肿，二者为主的搭配可清肺胃之热。

在中医看来，痤疮的发病和湿热有着密切关系，因饮食不节而伤脾胃，或脏腑功能虚弱，都会导致运化失常，湿热蕴结在肠道之中无法下达，反而上蒸，阻在肌肤就会形成痤疮。特别是气候干燥、过食辛辣刺激之品后，就会助湿化热，导致痤疮迁延不愈。所以对于痤疮患者来说，有良方调理虽然管用，但关键还是要控制好自己的饮食，做到清淡、无刺激、易消化，少吃肥甘厚味之品，多吃新鲜果蔬，多喝水，保持大便畅通。

起居也要有规律，现在年轻人的生活我是见识过，每天熬夜加班、熬夜打游戏、熬夜聚会的大有人在，而熬夜也是引起体内各个脏腑生湿热的源头，可以说，规律的作息习惯是身体健康的基础。

出现痤疮之后，要注意清洁时用温水，不能用碱性肥皂去油脂，也不能挤压皮疹，以免诱发感染。滥用外用药的方法就更不可取了，轻者症状反复发作，重者甚至会加重症状，诱发严重后果。

五行养肺汤，平衡阴阳防外邪

肺气，即肺之精气，主要表现为肺主气，司呼吸，主宣发肃降，通调水道，朝百脉而主治节。《黄帝内经》之中有云：“诸气者，皆属于肺。”

肺主气的功能主要包括两方面：主呼吸和主一身之气。通过肺之呼吸作用不断吸入外界的清气，排出体内的浊气，吐故纳新，让机体和外界的环境之间进行气体交换，进而维持人体的生命活动过程；而肺主一身之气指的是肺主一身之气的生成和运转，也就是调节全身的气机，肺有节律地进行呼吸，身体中各个脏腑之气的升降出入则通畅协调。肺之呼吸失常不但会影响到宗气之生成和一身之气的生成，还会导致一身之气不足，也就是“气虚”，表现出少气不足以息，声低气怯，肢倦乏力等症，表现出各个脏腑经络之气的升降出入运动失调。

肺主行水，指的是肺气之宣发肃降作用推动、调节全身水液之输布、排泄，肺主行水主要指两方面：通过肺气之宣发将脾气转输至肺的水液和水谷之精中较清的部分，向上向外布散，向上到达头面诸窍，向外达到全身皮毛肌腠以濡润之；输送至皮毛肌腠的水液于卫气之推动下化成汗液，同时在卫气的调节作用下有节制地排出体外；通过肺气之肃降作用把脾气转输到肺的水液和水谷精微中相对稠厚的部分，向内向下输送到其他脏腑，同时将脏腑代谢过程中产生的浊液向下输送到肾，转化成尿液。

一旦肺气受到外邪侵袭，肺失宣发，水液向上向外的输布就会失常，表现出无汗、全身水肿等症；内伤及肺，肺失肃降，水液无法下输其他脏腑，则浊液无法下行到肾或膀胱，表现出咳逆上气，小便不利或是水肿。肺气行水的功能失常，脾转输至肺的水液无法正常布散，聚集在一起，就形成了痰饮水湿；水饮蕴积于肺，阻塞气道，就会影响到气体交换，表现出咳喘痰多，甚至无法平卧，病情继续发展，会表现出全身水肿，影响气体脏腑功能。水液之输布障碍主要为外邪侵袭，导致肺气之宣发失常，所以临床上多选择宣肺利水之法治疗此病。

肺朝百脉指的是全身血液通过肺朝百脉流经于肺，通过肺之呼吸作用交换身体内外的清浊之气，之后通过肺气之宣降将富含清气的血液经百脉输送到全身各处。身体的血脉都属于心，心为血液循环运行之基本动力，血液之运行要依赖肺气之推动、调节，也就是肺气有助心行血之功。

肺通过呼吸运动可调节全身之气机，进而促进血液之运行，肺吸入的自然界清气和脾胃运化来的水谷精微化成的谷气结合在一起生成宗气，宗气有贯心脉，进而推动血液运行之功，肺气充沛，宗气旺盛，身体的气机条畅，血液运行正常；如果肺气虚弱，或壅塞，无法助心行血，就会导致心血运行不畅，甚至出现血脉瘀滞。

肺主治节，主要指肺有治理调节肺之呼吸、全身之气、血、水的作用，主要表现在4个方面：治理调节呼吸运动；肺气之宣发和肃降相协调，维持通畅均匀的呼吸，让身体中的内外之气得到正常交换；调理全身气机，通过呼吸调节一身之气之升降出入，确保全身气机的条畅；治疗调节血液之运行，通过肺朝百脉和气之升降出入，辅助心脏推动、调节血液运行；治理调节津液代谢，通过肺气之宣发、肃降来治理、调节全身水液之输布、排泄。

所以，我们只要养好肺即可确保肺和身体之正气不虚，防止湿热等邪的侵袭。那么要怎么来养肺呢？不妨试试五行养肺汤。

五行养肺汤的具体制作方法：取莲子、红小豆、绿豆各15克，黑豆20克，银耳10克，山药50克。将莲子洗净后泡发；银耳洗净后泡发；红豆、绿豆、黑豆分别洗净后放到清水中浸泡两小时，山药去皮后清洗干净；将上述食材放入砂锅中，倒入适量清水，熬煮至豆开花，汤浓稠，晾温，调入适量冰糖即可。

此汤之中的莲子、银耳均为养肺佳品，其中，白色入肺，银耳养肺，莲子可清心醒脾，补中养神，健脾补胃，益肾涩精止带，滋补元气等为，能够很好地养护五脏六腑。

银耳不仅入肺，而且补肺润肺，有强精、补肾、润肺、益胃、补气、和血、强心、壮身、补脑提神、美容嫩肤、延寿等功效；红小豆入心，有利水除湿，消肿解毒之功，能够治疗水肿、脚气、黄疸、泻痢、便血、痈肿等症，水湿停滞于身体之中引发的疾病均可用红小豆除湿；绿豆有养肝胆之功，从五行、性味、归经的角度上说，青色入肝，而且可除湿除热，能够很好地养护脏器、排毒；黑豆有养肾、清热、排毒等功效。

经常喝五行养肺汤能够调养好五脏六腑，平衡身体之阴阳、气血，利于维持正常肺气和肺功能，防止外邪入侵肺脏和肺经。湿热犯肺会让人生病，日常生活中，湿热体质者应经常喝五行养肺汤。

加味百合汤，利湿清肺防哮喘

记得有一年，两个人搀扶一位三十出头的女士走进诊所，患者的家属告诉我，之前患者的哮喘发作，已经采取了急救措施，这会儿看起来平静多了，我让患者先平稳心静，不要说话，之后给她把了把脉，脉象浮数，按之有濡，舌头有湿热之象，说明她患的是湿热哮喘。

我给患者开了药，又嘱咐其家人回去之后给患者煮点加味百合汤服用，对患者病情的痊愈大有益处，同时告诉他们患者的日常饮食，一定要清淡，切忌大鱼大肉、辛辣刺激等。

从中医的角度上说，鱼虾蟹肉等荤菜、油腻食物容易导致脾虚，饮食不规律，痰浊内生，上干于肺、壅阻肺气，诱发哮症。辣椒、胡椒、生姜等辛辣刺激之品能刺激呼吸道，加重咳嗽，所以要注意避免食用，以免导致哮喘发作。

加味百合汤的具体制作方法：百合、桑白皮、紫苏叶各10克，薏仁

20克。将百合、薏仁桑白皮、紫苏叶分别清洗干净，一同放到砂锅中，倒入2000毫升清水，水沸后转成小火继续熬煮至1000毫升，晾温后过滤服食。

从中医的角度上说，百合有润肺止咳、清心安神之功，对哮喘患者大有益处，百合有润肺止咳之功，再加上百合能安神定志，而哮喘患者最怕的就是情绪激动，百合有补中益气之功，正气不虚，则邪气无法上行，不易导致哮喘等症；再加上百合性凉，因而对湿热症大有益处。

紫苏叶有行气宽中、消痰利肺、和血、温中、止痛、定喘、安胎之功，能够有效防治哮喘。

桑白皮有泻肺平喘、利水消肿之功，能够治疗肺热咳喘、面目水肿、小便不利等症，因此是治疗湿热哮喘的良药。薏仁有清湿热、健脾利湿之功，是湿症保健之良药。

将上述药材搭配在一起，即可达到利湿清肺、定喘的目的，非常适合湿热哮喘或湿热咳嗽的患者服食。

竹笋西瓜皮鲤鱼汤，缓解脾湿哮喘症

哮喘是常见的呼吸系统疾病，发病者非常痛苦，呼吸困难，脸被憋得红紫，需要随身携带缓解哮喘的喷雾，以免发生不测。

中医将哮喘列在“哮证”“喘证”的范畴，主要为感受外邪或饮食、情志失调，引动内伏于肺的痰饮，痰气阻塞，使得肺气得不到宣降，突然出现气喘痰鸣，甚至会出现危候。哮喘症状一旦患上则不能治愈，症状会反复发作，但是通过规范治疗能控制其症状。

我曾经接诊过一个年仅 8 岁的哮喘患儿，孩子的体质非常弱，经常感冒、咳嗽，几乎每个月哮喘都会发作，5 岁的时候就已经被确诊为哮喘，正是因为哮喘，孩子的身体变得特别虚弱，比同龄的孩子显得瘦小很多。孩子的妈妈告诉我，孩子平时的食欲也不怎么好。

我看那孩子从进门开始就一个劲儿地咳嗽、打喷嚏，孩子的妈妈还告诉我孩子有些便溏。之后对孩子做了检查，发现孩子的舌苔薄白，确诊其所出现的是脾肺两虚之征。脾虚，则水湿运化不利，痰浊内生，上贮于肺，是诱发哮喘的内因；肺虚，则外卫不固，使得诱发疾病的外邪趁机入侵；土生金，若脾虚，则肺卫不固。因此，治疗此类哮喘的时候应当从补肺固表、健脾益气、祛风化痰着手，连续服用 7 剂汤药之后再来复诊的时候，孩子的症状得到了显著的缓解，继续服药半个月之后，我便让孩子停药，让家长回去之后给孩子烹调竹笋西瓜皮鲤鱼汤来调理身体，连续服此汤 3 个月之后，孩子的哮喘几乎不再发作。

具体做法：取鲤鱼 1 条，鲜竹笋、西瓜皮各 500 克，眉豆 60 克，薏苡仁 10 克，红枣、生姜各适量。将竹笋削掉外壳之后削掉老皮，切片，放到水中浸泡 1 天；鲤鱼清理干净之后洗净；眉豆、西瓜皮、生姜、红枣全部洗净之后放到沸水锅中，开大火煮沸，之后转成小火继续煲两小时，调味，分成 2 ~ 3 次服下。

此汤之中的竹笋性甘，微苦凉，虽然其补益之功并不突出，但是味道很清爽，有开膈消痰、通利二便之功，能让痰湿污浊通过大小便排出体外；西瓜皮性味甘淡微寒，有利水轻身之功，和竹笋搭配，既能提升其利水之功，又能保留其味道之甘美；眉豆、鲤鱼和薏苡仁均为健脾利湿之品；生姜性味辛温，不仅能辛散水汽，还能让竹笋在通利的同时不伤脾阳。将上述食材搭配在一起，可有效健脾利水，非常适合脾胃虚弱者服食。

脾为人体的后天之本，饮食水谷能化生为培补生命的气血，也可能成为痰浊，关键是看脾胃的运化功能。弱脾虚，长时间失健运，就会饮食不化，水湿郁内，痰浊内生，上干于肺，形成哮喘。因此，脾虚而化痰湿者要注意平时增加健脾化湿的食物的摄入，减少哮喘的发作次数。

常用三仁汤，清肺化瘀止咳嗽

湿热为病，以湿为主，多为南方梅雨、长夏季节，湿热之邪由外向内侵袭，肺卫受邪，由于受邪的素体不同，表现出湿热在表和湿热郁肺之不同证候。湿热在表，由于湿郁肌表，卫阳被遏而表现出恶风或发热，头身困重，胸闷无汗，肢节酸楚，口黏不渴，或者渴不喜饮等，病位在表。暑热郁肺证表现为湿热郁肺、肺失宣降为主的咳嗽症状，病位在肺。

湿热咳嗽并不少见，治疗时应当以清肺、利热除热入手。那么如何辨别是否为湿热咳嗽呢?

湿热咳嗽的热重于湿者，会因为肺气不宣，热伤津液，常常痰少质黏，咳吐不利；湿重于热者可能痰质稀量多。热证而脉不数，舌质红而舌苔白厚腻。热证而面部红反淡黄，精神不烦躁反呆滞，口干而不引饮，喜温饮，大便数日不解而不燥结，大便溏而排不爽，身体困怠而活动后稍减等。病程长，病情缠绵不愈，而且有一般湿热证症状。

临床上治疗湿热咳嗽时最常用的是千金苇茎汤加味，效果非常好。基本处方：苇茎、冬瓜仁、桃仁、薏仁、杏仁、车前子、前胡等，不过此方是治疗痰血热邪互结肺脏、久而成脓的肺痈而开的方，主要作用是清肺化瘀。利湿之力不足，止咳的效果不理想，也没有降肺的功效。在原方的基础上加用有止咳之功的杏仁来调理。一般的家庭保健防治湿热咳嗽的时候可试试三仁汤。

三仁汤的具体制作方法：冬瓜仁、薏仁、杏仁各20克，将冬瓜仁、薏仁和杏仁分别淘洗干净，之后一同放入砂锅之中，倒入2000毫升清水，熬煮至沸后转成小火，熬煮至水剩一半的时候即可。

此方之中的杏仁有宣肺止咳之功；冬瓜仁有清热利湿降肺之功；薏仁有利湿、健脾、清结热之源的功效。三者合用，即可清热利湿生津、宣肺化痰止咳，有效治疗湿热咳嗽。

经常按肺经，养肺防湿热

暑热之邪或暑湿、湿热之邪能通过卫表或口鼻入侵到肺经，导致肺络受伤，肺气无法宣降，表现出夜不能安、夜不能寐等。严重者会表现出咳嗽、咯血，肩背和上肢前边外侧发冷、麻木酸痛等。因此，防治湿热侵袭肺经、提升肺气非常重要。那么要怎么做才行呢？吃药吗？还是食疗？

服药是一方面，但是药物在帮你祛除身体湿热的同时会产生一些毒副

作用，而且中药大都苦口难咽，让很多人望而止步；而食疗的方法对于现代人来说也并不十分容易，忙碌的生活使得大家几乎没有什么时间在家里吃饭，而在外吃饭又很难达到食疗治病的目的；循经按摩就不一样了，只要你每天抽出几分钟的时间循经按摩，即可达到祛除体内湿热的目的，不用刻意地去做什么，也不用吃苦口的药物，对身体无毒副作用，可以说是一举多得。

记得有一次，一位患者来诊所看病，他得的是感冒，确切地说是湿热感冒，感冒基本痊愈时突然开始咳嗽，而且每次一咳嗽都会连续咳很长时间，我给他把了把脉，脉象基本平稳，稍微有些肺气虚弱，我嘱咐他回去之后好好养肺，最简单的循经按摩法就是循手太阴肺经来按摩。

手太阴肺经主治和肺有关的病症，包括咳嗽、气上逆而不平，喘息气粗，心烦不安，胸部满闷，上臂和前臂内侧前边疫痛或厥冷，或掌心发热等。肺经若七组没有偏虚，热则不易受外邪侵袭而患病，湿热之邪也就不容易伤害到肺脏，不会表现出湿热伤肺经之病症。由此可见，养足肺经之气血是非常重要的。

肺经经脉起于中焦（腹部），向下联络大肠，回过来沿着胃的上口贯穿膈肌，入属肺脏，由肺系（气管、喉咙）横行出胸壁外上方，走向腋下，沿着上臂前外侧到肘中，之后沿着前臂桡侧下行到寸口（桡动脉搏动处），又沿着手掌大鱼际外缘出拇指桡侧端，其支脉由腕后桡骨茎突上方分出，经手背虎口部至食指桡侧端。脉气由此和手阳明大肠经连接。

最开始按摩可能找不好经络，没关系，对照人体的经络图按摩几次即可熟悉经络，也可以在中医经络保健师或按摩师的帮助下进行按摩，即可轻松掌握经脉走向。

按摩肺经的最佳时间是早上5:00～7:00，肺经当令的时间是3:00～5:00，为了养护好肺经，我们一定要在3:00～5:00时处在睡眠状态，而5:00～7:00是人觉醒的时间，此时刚好肺经当令。肺经和大肠经互相络属，构成表里关系，生理病理上相互影响。因此，大肠经当令时按摩肺经很重要，能够互通表里，让肺经之气血更加充足。

而且早上5:00～7:00这段时间周围的环境安静，利于各项操作的进行，按摩肺经能唤醒身体，让人保持充沛的精力。

按摩肺经最好由大肠经络结的地方开始进行，每次最少按摩3～6遍，用掌推，同时在每个肺经穴位上稍稍按揉。坚持按摩能够确保肺系健康，防止各种湿热外邪侵袭。

04 轻净肝：湿热毒肝邪火旺，疏肝清胆保康健

肝胆湿热，务必当心

湿热蕴结于肝脏之中很容易诱发疾病，表现出胁肋胀痛灼热，腹胀厌食，口苦泛恶，小便短赤或黄，大便不调，身目发黄，舌红苔黄腻，脉弦数等。

从中医的角度上说，想要清除肝胆湿热，应当以利湿清热、清肝利胆为原则，凉血化瘀、排净毒血为主。

湿热一旦潜入体内，就会像个疯狂的侵略者一样，在人体内“发狂”，肝脏受其侵袭之后就会表现出肝胆功能异常。

对于肝胆湿热，千万不能掉以轻心，应当“全副武装”将其清除出去。可以通过以下几种方法清除肝胆湿热。

1. 合理用药

当肝胆因为湿热的侵袭而表现出一系列的症状时，应当在医生的指导下服龙胆泻肝丸、清肝利胆口服液等中成药。

2. 饮食调养

平时适当吃些凉性新鲜果蔬，有助于清肝火、除胆湿。蔬菜包括芹菜、豆芽菜等，水果包括苹果、香蕉、葡萄、西瓜等。平时多喝些温开水，避免吃葱、姜、蒜、辣椒、羊肉、狗肉等温热食物。少吃荔枝、桂圆、橘子、石榴等过温性水果。

3. 心情愉悦

想要祛除肝胆湿热，应当保持舒畅的心情，因为不良情绪会影响到气机，导致气机不畅，肝功能下降，加重湿热症状。

4. 多运动

运动能够让身体气机变得更加通调，利于身体内湿热的排出，每天散散步，慢跑，打打太极都是非常不错的。

5. 穴位按摩

手掌贴着肋骨外侧缘，沿着肋骨一条一条向上推，推至第 6、7 肋骨时动作可以放缓，因为这个地方有个期门穴，它为肝之募穴，肝病都会在这个地方显现出来，出现不同程度的疼痛。此外，第 7、8 根肋间的日月穴为胆之募穴，沿着肋骨间隙推至腋下之后，顺着手臂、手掌到指尖一直推下去就可以了。

女人有异味，肝火惹的事

每个女人都希望自己的身体能散发出女人特有的清香。然而实际上，很多女性在成年之后身上就散发出了让自己恼火的“下身味”。

到了春季，很多女性朋友会发现自己不仅出现了口苦口干、浑身乏力

 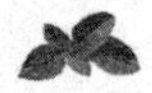

等不适，下体还出现了阴部瘙痒、白带增多等，有时白带中夹着血丝，散发出浓浓的腥臭气味儿，实在让人厌恶，实际上，这就是我们平日里经常说的“阴道炎”。

提起“阴道炎”这个词语我们并不陌生，它是女性的常见病，尤其是婚后女性，也是典型的妇科疾病，由于其发病并不会带给女性显著的不适，再加上女性觉得看妇科疾病有些不好意思、难脱口等，便选择了忽视疾病，任其发展。但是你知道吗？如果不及时治疗阴道炎，它很可能会发展成盆腔炎、膀胱炎、尿道炎、肾盂肾炎等。

从中医的角度上说，阴道炎为肝经郁热导致的，肝喜欢疏泄，若肝气长时间郁结，就会在身体中生火，肝木易克脾土，肝火旺盛，脾胃功能就会受损，脾胃受损，水湿就会停留在身体之中。水湿和内火斗争的时候，就会沿着肝经向下走。足厥阴肝经向下绕经阴部，湿热一定会沿着肝经直犯阴部，如此一来，给细菌、病虫提供了栖息地，便诱发了上述症状。因此，女性想要离“下体味儿”远点，首先要做的就是熄灭肝火、消除内热，还要注意杀虫止痒。对于此类女性，我经常会给她们推荐鸡冠花藕汁。

具体做法：取鲜鸡冠花600克，洗净之后放入锅中，倒入适量清水煎汁，20分钟后过滤取汁，之后加水继续煎；重复上述操作两遍，将3次煎取的汁液混合在一起，开小火慢熬，至水汁变少快干锅的时候加入鲜藕汁500克，继续煮几分钟，关火，调入少许白糖搅拌均匀，晒干，研成粉末，放到干净的容器内。服的时候用沸水冲开，每天早晚分别服1次，每次服10克。

此方之中的鸡冠花味甘性凉，入肝经和大肠经，能治疗赤白带下、崩漏、便血等症；莲藕性寒凉，有健脾益胃、清热养阴、凉血行瘀等功效。通常来说，女性产后忌食生冷之品，不过藕为消瘀之品，因此通常是不忌食的。将莲藕榨汁食用，不仅不会流失营养，而且容易消化。将鸡冠花和藕汁结合在一起，收涩止带的同时清热养阴，妇科疾病自然不会再找上来。

提醒此类女性注意：日常生活中忌食辛辣、甜腻的食物；鱼虾等海鲜类的食物也要尽量少吃一些，因为此类食物容易助长体内的湿热，使得阴部瘙痒的症状变得更加严重。多吃些能利湿的食物，如冬瓜、红豆、绿豆、薏米等；平时选择贴身、舒适、透气性好的内裤；适当运动；刺激隐白穴，都能在一定程度预防妇科疾病。

绿色食物，清肝泻火之首选

从中医五行理论上说：“肝主青色，青色入肝经。”青色食物多有清肝泻火之功，因此，养肝的过程中青色食物是必不可少的。

记得有一次，一位女士来诊所看病，只见她眉头紧锁，面颜不舒，她告诉我，自己经常处在抑郁的状态，不自主地唉声叹气。当时正值暑热之季，她还告诉我自己浑身都觉得不舒服，睡眠浅，早晨起床之后腰酸背痛，尿少黄，大便黏腻，没有规律，肢体困倦无力，右肋隐痛，最让她困扰的是这一脸的痤疮和红红的鼻翼，严重影响到了自己的容貌。

了解到她的情况之后，我并没有给她开药方，而是给她推荐了绿色的食物，嘱咐她回去之后每天都吃绿叶蔬菜，或是绿色的瓜果类食物，尽量少吃肉食，避免吃油炸食品，一定要坚持下去。10天左右，那位女士又来

到诊所，告诉我说自己现在已经感觉好受多了。

其实，她的症状之所以可以用这么简单的方法就能改善，主要原因有二：一是我告诉她这种方法管用，效果不错，她在心理作用下认为自己这样做一定能看出效果；二是绿色食物有养肝、清热解毒、利湿的功效。再加上她减少了肉食和油炸食品的摄入，相当于间接地为肝脏排毒，身体得到了净化，肝脏也得到了净化，身体内的毒素减少了，疾病自然痊愈了。

青色食物爽口多汁，有利尿作用，所以能用来养肝清湿热，接下来就为大家介绍几种常见的养肝青色食物。

1. 菠菜

菠菜性甘、凉。有养血，止血，敛阴，润燥之功。能够治疗衄血，便血，坏血病，消渴引饮，大便涩滞等症。而且也是滋肝养肝、除湿除热的佳品。

2. 芹菜

芹菜性凉，味甘辛，无毒，入肺经、胃经和肝经，有清热除烦、平肝、凉血止血之功。从现代医学的角度上说，芹菜中铁含量比较高，可以补血，而肝藏血，因此多吃芹菜能补肝血，清热、解毒、预防肝火旺盛，而且还有利水利尿之功，因此养肝、除湿热的时候少不了芹菜。

3. 花椰菜

花椰菜性凉，味甘，有助消化，增食欲，生津止渴之功。用花椰菜煎汤频饮，有清热解渴、利尿通便之功。此外，多吃花椰菜还能使血管壁不容易破裂，其中丰富的维生素 C 能增强肝脏的解毒之功，而且能提高机体免疫力，预防感冒、坏血病。

4. 猕猴桃

猕猴桃味酸、甘，性寒，有调中理气，生津润燥，解热除烦之功。可生食，也可去皮之后与蜂蜜一同煎汤。能治疗消化不良，食欲下降，呕吐，烧烫伤等症。可用其绞汁，与生姜汁调服。猕猴桃能提升人体免疫功能，治疗肝脏疾病、消化不良、贫血、泌尿系统疾病、呼吸系统疾病、脑疾病等，还能增加红细胞的量，坚固牙齿、指甲。

5. 韭菜

韭菜有补肾，温中行气，散瘀，解毒之功。能治疗肾虚阳痿，里寒腹痛，噎膈反胃，胸痹疼痛，衄血，吐血，尿血，痢疾，痔疮，痈疮肿毒，漆疮，跌打损伤等。韭菜之中所含的挥发性精油和硫化物能散发出独特的辛香气味，能疏调肝气，提升食欲，增强消化功能。

除了上面介绍的几种青色食物之外，绿豆，豌豆，小葱，青豆，豇豆等均有养肝、清湿热之功。

玫瑰疏肝茶，柔肝醒脾平胁痛

去年夏天，有位四十出头的女士来到诊所看病，她告诉我，自己从两年前开始两胁不时隐痛，身乏体重，眼球昏黄，听完她的叙述，我初步诊断她出现的是肝郁，因为两胁痛多和肝胆瘀滞有关。

那位患者告诉我，自己是一个非常情绪化的人，经常发怒，随着更年期临近，情绪就更加不稳定了。我看了看她的舌头，舌质暗，舌苔黄，我给她把了把脉，尺脉浮数，说明肝有湿热，我断定她的症状应当通过疏肝利胆、清湿热的方法来治疗。我给她开了几剂除湿热的方剂，连续服用5剂后，两胁痛的症状得到了缓解，之后我在原方上进行加减，她继续服用

1 个星期之后症状基本痊愈，我给她推荐了玫瑰疏肝茶，让她回去之后坚持饮用。

玫瑰疏肝茶的具体制作方法：玫瑰花、佛手各 5 克，将玫瑰花和佛手一起放到瓷杯或玻璃杯内，倒入适量沸水，浸泡 10 分钟左右即可。每天 1 剂，随喝随泡。

此茶之中的玫瑰花是珍贵的药材，有调和肝脾、理气和胃之功，玫瑰花气味芳香，既能疏肝理气又能解郁、活血散瘀、调经，有柔肝醒脾、行气活血之功，适合肝胃不和引发的胁痛脘闷、胃脘胀痛、月经不调、经前乳房胀痛等症。玫瑰花还能在一定程度上治疗面部黄褐斑，非常适合中青年女性饮用，是养颜、消炎之佳品。

佛手味辛、苦、酸，性温，有特殊的香气，能和中理气、消痰利膈，治疗胃痛胀满、痰饮咳嗽、呕吐少食等症。此方之中的佛手既能助玫瑰花之力，又可以行气导滞、调和脾胃，二者一同泡茶，即可达到解郁、宽中理气的目的。

在中医看来，女子以肝为本，只有养护好肝脏，才能确保身体中的血液充足，才能美容养颜。

即使没有出现肝脏湿热，也可以泡上一杯玫瑰花茶舒缓身心，抵御湿热，拥有健康的身体。

加味菊花茶，平肝降火除油腻

一到夏天，很多女性朋友的肌肤就会变得油腻腻的，尤其是夏季的脸上，早上上班的时候还好一些，可是等到晚上下班的时候，用手一摸都是油，一照镜子满面油光，这可如何是好？

从中医的角度上说，皮肤油腻主要为肝经湿热导致的，加味菊花茶可清除肝经内的湿热，常喝加味菊花茶不仅能去除皮肤油腻，还可拥有靓丽的容颜。

前段时间，有个衣着时尚，身材和脸型姣好的女孩儿来到诊所看病，女孩儿告诉我说，自己的皮肤一直爱出油，尤其是T字区出油更严重。她从事的是电子产品销售的工作，每天上班的时候都要化妆，但是过不了多久就会由于脸上的油而不得不去补妆，每天都觉得好麻烦。经过一番诊断，我断定姑娘的脸之所以爱出油，和肝经湿热有很大的关系，于是嘱咐她回去之后每天泡些加味菊花茶喝，清除肝经湿热之后，脸自然就不会再油腻了。

加味菊花茶的具体做法：取菊花5～10克，绿茶3克，冰糖或蜂蜜适量。将菊花、绿茶一同放到干净的茶壶内，倒入适量沸水，盖盖闷5～10分钟，最后调入适量冰糖或蜂蜜即可。每天服1剂，代替茶来饮用，可以蓄水至味淡。

此茶之中的菊花有滋阴清热、平肝降火、散风解毒等功效，能清除由于压力过大而致的火气，还能在一定程度上防治痘痘，养眼明目，美白肌

肤等；绿茶能促进消化，防辐射，还能防癌，降血脂，减肥等。可以清热化痰，去除油腻，收敛肌肤。绿茶性寒，归肝经、脾经、肺经和肾经，是清肝经湿热，美容保健的佳品。

还可以将菊花和绿茶一同放入锅中，和粳米一同熬粥，熬煮成粥后调入适量白糖和冰糖调味就可以了。

但是要注意一点，贫血者和处在经期的女性不适合服用此茶，因为绿茶、菊花均性寒，会让贫血者的体质变得更差，或影响正常行经过程。而且，绿茶里面还含鞣酸，能和食物里面的铁分子结合在一起形成沉淀，不利于人体吸收铁分子，增加体内铁的流失。茶内的碱类物质会让人变得神经兴奋，加重头痛、腰酸、痛经等经期症状。

洗脸的时候可以先将菊花和绿茶一同煎汁，晾凉后用其洗脸，每天洗1～3次，脸上爱出油的地方要着重洗，并适当按摩2分钟左右，能有效清除面部油腻。

夏枯草膏，清泻肝火散郁结

夏枯草膏是一种以夏枯草为主药制成的膏剂，有清火，散结，消肿之功。适用于火热内蕴导致的头痛、眩晕、瘰疬、瘿瘤、乳痈肿痛；甲状腺肿大、淋巴结核、乳腺增生病等证候。

前段时间有个20岁的女孩儿来诊所看病，她告诉我自己的淋巴结经常性的疼痛，特别是熬夜劳累或上火时，疼痛就会找上自己。因为此病她没少打针吃药，可病情仍然反反复复。这一次疼痛又找上她，她希望能通过中药来缓解疼痛，我给她开了几瓶夏枯草膏，服完一瓶之后，疼痛、肿块就消了很多，连续服了3瓶之后，她的脖子就恢复到了之前的健康状态。

从中医的角度上说，夏枯草膏味苦、辛，入肝经和胆经，有清泻肝火、解郁散结、明目止痛、消肿利尿等功效，因此能有效缓解小姑娘出现的上火导致的淋巴结肿痛。

除了可以服用夏枯草膏之外，还可以直接取干夏枯草20～30克泡茶来喝，喜欢甜味的朋友可以调些蜂蜜，功效更佳。

夏枯草与菊花、决明子配伍，能治疗眼睛红肿疼痛；夏枯草与石决明、钩藤等配伍，能治疗头晕、头痛；夏枯草与玄参、贝母、牡蛎等配伍时，能治疗淋巴肿痛、乳房红肿疼痛、乳腺炎等症。

不过在此提醒大家注意一点，用锅煮夏枯草的时候不能用铁制品，防止破坏其药效；孕妇、感冒患者、身体虚弱者均不宜服夏枯草；服药期间忌食辛辣油腻食物；若服药后出现丘疹等过敏反应，应当立即就诊或及时就医。

茵陈蒿汤，清热利湿退黄疸

茵陈蒿汤，中医方剂名，出自名医张仲景的《伤寒论》，由茵陈、栀子、大黄组成，为治疗湿热黄疸的常用方。

记得有一次，一对夫妇来诊所看病，我问他们谁不舒服，丈夫还没开

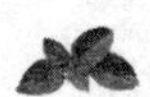

口，妻子就指着丈夫说："他！"而丈夫却一脸委屈地说："大夫，我没有不舒服……"这到底是怎么回事呢？原来，丈夫最近并未觉得自己哪里不舒服，食欲也不错，而妻子却总觉得丈夫的皮肤颜色不对劲儿，发黄，眼睛也有些发黄，妻子怀疑他是得了什么病，连拉带拽把丈夫带到了诊所。

我对来者进行了一番检查，发现他的舌苔黄腻、脉沉数，确定他的脾胃和肝胆湿热比较严重，我问他是否存在大便秘结、小便短赤的症状，他惊讶地点了点头，我告诉他："你这不是没病，而是患上黄疸了，不过没关系，喝几副茵陈汤就没事了。"

茵陈汤的除湿热功能非常好，此方之中的茵陈味苦，性微寒，归脾经、胃经、肝经和胆经，为清热利湿、退黄的名方，临床应用非常广泛，效果也是非常不错的；栀子能护肝利胆，为治疗黄疸的常用药材；大黄以泻著称，能凉血泻火，有清热利湿、解积散滞、去瘀解毒等功效，三药联合应用，即可有效清除体内的湿热。

这三种药材除了可以煎汤，还可以将它们添加到粥内，效果也是非常好的。喜欢喝茶的人可以用其泡茶，每天取茵陈 18 克，栀子 9 克，大黄 6 克，一同放到茶壶或保温杯内，倒入适量沸水，盖盖闷 15 分钟，取其汁液代替茶来饮用，可多次续水，至其口味变淡。

不过要注意一点，茵陈蒿汤均由味寒中药构成，所以孕期女性要慎用，最好在医生的指导下用药。而且湿热重的人不适合用此方。

湿热黄疸有湿重于热和热重于湿的区别，对于湿多于热者，可以在这个方剂的基础之上添加茯苓、泽泻、猪苓等利水渗湿药材；热多于湿者，可在医生指导下添加黄柏、龙胆草等清热祛湿药材；伴随着胁痛者在此方基础上添加柴胡、川楝子等疏肝理气药材。

按摩曲泉穴，清肝又祛湿

曲泉穴是足厥阴肝经之合穴，在五腧穴中五行属水。屈膝，膝内侧横纹头上方，半腱肌、半膜肌止端前缘凹陷处即为此穴。此穴被誉为人体的“二妙丸”，清肝火、祛湿热的功效非常好，临床上常用其治疗月经不调、痛经、产后腹痛、房劳遗精、癃闭、泄泻、头痛、目眩、下肢痿痹、膝膑肿痛等症。

肝胆湿热是临床常见症状，主要为感受湿热之邪，喜食肥甘厚味之品，酿湿生热；或脾胃失健，湿邪内生，郁而化热导致的。湿热蕴在肝胆就会表现出胁肋满痛、黄疸；湿热郁阻导致脾胃升降失司，就会表现出纳呆、呕恶、腹胀、大便不调；湿热下注，就会导致尿短赤、阴囊湿疹、睾丸肿胀热痛、前列腺炎，女性带下黄臭、外阴瘙痒等。不过这些症状都能通过曲泉穴来辅助治疗。

我曾经接诊过一位患者，阴部疼痛不适一年之久，后又出现尿频、尿急、尿痛，到医院一检查，确诊为前列腺炎，服药 1 个多月之后没什么效果，后经人介绍找到我。患者自述及我观察到的主要表现有：小便黄赤、灼热疼痛，尿频、尿急，心烦失眠，舌质红，舌苔薄黄，脉弦数，于是我断定他出现的症状是肝经湿热下注导致的，治疗时应当从疏肝清热、通淋利湿着手。

我对其进行针灸，选取其肾俞、膀胱俞、中极、三阴交、曲泉等穴，

 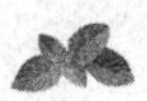

留针 15 分钟，间歇运针，每天 1 次，5 次为 1 疗程，同时嘱咐患者每天晚上睡觉之前自行按摩曲泉穴、关元穴、三阴交穴，每个穴位按摩两分钟，同时服用马齿苋玉米须茶。经过 3 个疗程的治疗之后，患者痊愈。

马齿苋玉米须茶的具体做法：取马齿苋 10 克，玉米须 6 克。将二者一同用温开水洗净后放到干净的杯子内，倒入适量沸水冲泡，闷 10 分钟，代替茶来饮用，每天两剂。

马齿苋、玉米须都是利湿食材，二者同用，即可清热利湿、散瘀消肿，非常适合慢性前列腺炎的患者服用。

在用曲泉穴治疗各种湿症的时候，如湿热、寒湿、湿毒、风湿等，可选此穴。具体艾灸方法：点燃艾条的一端，对准曲泉穴，和其保持 3 厘米的距离进行熏烤，至局部产生温热感却没有灼痛感的时候，每个穴位艾灸 15 分钟，至皮肤发红即可。

05 轻净肾：湿热毒肾精血衰，清除肾毒精力足

湿热下注患阳痿，吃上一碗泽泻粥

随着现代人生活节奏的加快、生活压力的变大、饮食起居的不规律，导致很多男性朋友年纪轻轻就患上了阳痿症状。阳痿是一种伤男人自尊的疾病，他让男人不敢正视自己的妻子，更是在漫漫长夜掩面伤心。

提起阳痿，很多人都会想到肾阳虚，的确，阳痿多为肾阳亏虚、宗筋弛纵导致的，治疗时应当从温补肾阳着手，导致现代人形成这样一种误区，一旦发现自己阳痿，就一个劲儿地服用补肾药、补肾保健品等。然而事实上，虽然肾阳虚是导致阳痿的主要原因，但并不是所有的阳痿症状都是肾阳虚导致的，湿热内结同样会导致阳痿。

我认识某电器城的销售经理，小伙子 30 岁出头，精明能干，他告诉我，自己的身体一直很健康，很少生病，但是前段时间突然出现了阳痿，让他有些惊慌失措，自行服用补肾壮阳药 1 个月之后，不仅没能治愈阳痿，症状反而被加重，导致他焦虑异常，茶不思饭不想。

我对他的生活习惯还是多少有些了解的，他喜欢吃肥腻之品，再加上

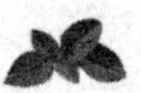

他的工作性质，喝酒应酬自然少不了。他告诉我，除了阳痿之外，他还出现了身重嗜睡，头闷耳鸣，阴囊潮湿多汗，小便短赤等症。

我对患者做了一番检查，发现患者的舌淡红，舌苔黄腻，脉滑数，是很明显的湿热之象，而患者之前自行服用了温补肾阳的药物，无异于火上浇油，加重病情成了必然的结果。

我给他开了清热利湿的方剂，同时嘱咐他回去之后清淡饮食，戒烟酒，烹调泽泻粥辅助治疗。

泽泻粥的具体做法：取泽泻粉 10 克，粳米 50 克。将粳米淘洗干净后放入锅中，倒入适量清水熬粥，等到米开花之后调入泽泻粉，转成小火稍微煮沸就可以了，每天两次，温热服食。3 天为 1 疗程，不能久服，便秘者不宜服食。

此粥之中的泽泻味甘淡、性寒，有利水渗湿、泄热通淋之功，能治疗小便不利、热淋涩痛、遗精等证。但是要注意一点，肾虚精滑，没有湿热的人禁食此粥。

对于湿热导致的阳痿来说，饮食调养是非常重要的，平时可适当吃些健脾利湿食物，如山药、鲤鱼、薏苡仁等。阳痿患者多因自尊心比较强而难以脱口，因此而贻误最佳的治疗时机，所以提醒阳痿患者，发现阳痿的时候及时就医，辨证施治，讳疾忌医只会把病情拖得越来越严重。

黑豆补肾汤，除湿除热治腰痛

很多人都出现过腰痛之症，尤其是中老年人，不过腰痛只是一种症状，而并非疾病，因此，治疗之前首先要明确自己出现的症状是哪种疾病导致的，做到辨证施治。本文主要介绍的是湿热腰痛。

《黄帝内经》之中有云："肾热病者，先腰痛。"意思就是说腰为肾之府，肾病不一定会腰痛。若是湿热引发的疾病，如尿路感染、肾炎等，均会表现出腰痛之症，而且伴随着其他症状。因此，腰痛的时候要考虑是不是肾出了问题，再根据其他症状准确判断疾病的类型。

曾经有一位患者来我这里看病，他告诉我说自己腰痛，让我帮他看看，经过诊断，我确定他出现的是湿热腰痛。我嘱咐他回去之后注意清淡饮食，多吃流质食物，适当运动，做好阴部卫生，防止湿热外邪上逆，传导疾病。而且我还给他推荐了一款膳食——黑豆除湿补肾汤。

黑豆除湿补肾汤的具体做法：取薏米60克，绿豆、黑豆各30克，将黑豆、绿豆用温水浸透；将锅置于火上，倒入适量清水，放入黑豆，先开小火烧沸，之后放入绿豆烧沸，放入淘洗干净的薏米，开小火熬煮至熟烂，调入适量白糖即可。

此膳食之中的黑豆性平，味甘，归脾经和肾经，有强壮身体、提升抗病能力、消肿下气、润肺燥热、活血利水、祛风除痹、补血安神、明目健脾之功，能够治疗四肢麻痹、肝肾阴虚、头晕目眩、腰痛或腰膝酸软、

视物昏暗、须发早白、脚气水肿、湿痹拘挛、腹内挛急作痛、泻痢腹痛等，因此，黑豆在这个方剂之中有着重要的补益之功，除湿除热，补肾治腰痛。

而绿豆有清热解毒利湿之功；薏米有清热解毒利湿之功。三种食材搭配在一起，即可有效补肾、除湿除热、除湿痹拘挛、治腰痛等。

那位患者回去之后按照我的嘱咐清淡饮食，同时坚持服食此膳食，一段时间之后，腰痛症状得到了显著缓解。

莲子化湿补肾汤，调治湿热遗精

很多年轻男士因为遗精而烦恼着，而这其中有很大一部分的人由于感到羞愧而不去就医，最终导致疾病的加重。从中医的角度上说，遗精很可能是湿热导致的，想要治疗此类遗精，首先要做的就是清除体内的湿热，补肾固精。

前段时间有位20岁出头的小伙子来诊所看病，他的身材偏胖，面有油光，脸上还长着痘痘，他告诉我，自己喜欢吃肥甘厚味之品，读大学之后聚会比较多，自己还学会了喝酒。但是这段时间，他经常小便色黄赤，有热涩疼痛感，阴囊有湿痒感。通过他的叙述，我断定他所出现的遗精主要为饮食不节，损伤脾胃，积热化湿，湿热下注扰动精室导致的。

所谓“精室”，指的就是肾，因为中医认为“肾藏精”，湿热扰肾，肾不固精，就会遗精。

我先让他回去之后连续服两个疗程的龙胆泻肝丸，之后给他推荐了个食疗方——莲子化湿补肾汤。

具体做法：取莲子30克，芡实20克，茯苓10克。将芡实和莲子洗净之后，用少量清水浸泡5～6小时，将泡好的莲子、芡实一同放到炖锅内，倒入800～1000毫升的清水，开大火烧沸之后，放入茯苓一同熬煮至芡实和莲子熟透，特别是芡实，一定要熬至开花熟烂，最后调味，分次吃完。

此方之中的莲子有很好的养生保健之功，中医认为，莲子能大补元气，清热固精，为治疗梦遗滑精的佳品，现代药理学表明，莲子中的莲子碱能平抑性欲，因此，莲子非常适合出现梦遗或滑精的青年男性朋友；芡实有补中益气之功，为滋养强壮之佳品，它的功效和莲子相近，但是其收敛镇静之功比莲子强很多，能治疗脾肾两虚导致的慢性泄泻，小便频数，遗尿，梦遗滑精等症，加入芡实能提高莲子的补益脾肾之功，能治疗梦遗滑精；茯苓有健脾利水之功。将此三味药配伍，不但能清利湿热，而且能补肾强脾。

除了可以用上述材料熬汤，还能直接用它们泡水或熬粥。莲子化湿补肾粥的具体做法：取芡实20克洗净后放到冷水中浸泡5～6小时，之后和30克莲子、10克茯苓、50～100克大米一同熬粥就可以了。

但是提醒大家注意一点，药膳虽然重要，但还是要注意自己的日常饮食，平时多吃些营养丰富，特别是高蛋白的食物，如牛奶、瘦肉、鸡蛋等，尽量不要吃肥甘、辛辣吃品，戒烟限酒，浓茶、咖啡也是要少喝的。

玉米须汤，清热利尿消肾炎

当湿热长时间侵袭肾脏时，就会诱发湿热肾炎。前段时间，有位五十岁左右的女士来到了诊所，她告诉我，自己到医院做过检查了，被确诊为肾炎，当时医生要求她在医院输液治疗，打了半个月的点滴之后，症状得到了显著的改善，出了院。她让我给她开个调理身体的中药方。

我详细看了她的化验单，发现她的病情已经控制得非常好了，根本没有必要再服用汤药了，我给她推荐了一道药膳——玉米须汤，这款汤有非常不错的清热、利尿、消炎的作用。

玉米须汤的具体做法：取鲜玉米须 50 克（或干玉米须 100 克），将玉米须放到砂锅内，倒入适量清水，煎煮 1 小时，过滤留汁即可。

此药膳之中的玉米须最早记载于《滇南本草》，它是常用的药材，有利尿之功，能够增加氯化物的排出量，它的利尿作用是肾外性的，因此对各种原因导致的水肿均有疗效。将玉米须洗净后煮水有非常好的清热消暑之功。此外，玉米须非常适合高脂血症、高血压、高血糖的患者喝。从中医的角度上说，玉米须性味甘平，有利水消肿、泄热、平肝利胆之功，还可抗过敏，治疗肾炎、水肿、肝炎、高血压、胆囊炎、胆结石、糖尿病、鼻窦炎、乳腺炎等。因此，想要防治肾炎，适当喝些玉米须是大有益处的。此外，还有几道有针对性的治疗肾炎的玉米须药膳。

尿少、尿频、尿急、尿道灼热疼痛：取玉米须、玉米芯各 50 克，一同放入锅中，倒入适量清水煎汁，过滤留汁，代替茶来饮用，每天1剂，分成早、中、晚三次饮用。此药膳有清热、利尿、消炎、缓解症状之功。

肾炎水肿尿少：取玉米须50克，黄精10克，一同放入锅中，倒入适量清水煎汁，每天1剂，分成早晚两次服下。此药膳能除湿利尿，消水肿。

膀胱炎、小便黄赤：取玉米须50克，车前子9克，甘草6克，将上述材料一同放到锅中，倒入适量清水煎汁，每天1剂，分成早晚两次口服。此药膳有清热、利尿、消炎的作用，能辅助治疗肾炎。

湿热带下扰人烦，蒲公英茶能止带

女人很容易出现白带问题，在治疗湿热的时候应当从清除体内多余的湿热着手，尤其是膀胱湿热而致的带下病。

记得有一次，有位患者因为带下病而来到我的诊所看病，我并没有给她开常规的消炎药，而是推荐她回去之后泡些蒲公英茶来喝，经常饮用，一段时间之后，白带症状果然减轻了很多。

从中医的角度上说，带下病多因脾肾虚弱而致，湿热下注到下焦，和膀胱湿热有关。膀胱湿热有化气行水之功，一旦膀胱湿热或膀胱化气行水之功失调，就会诱发带下病。蒲公英为清利下焦湿热之佳品，因此可以防治湿热型膀胱病、湿热带下病。

蒲公英茶的具体冲泡方法：蒲公英干品30克，将蒲公英放到干净的沙锅内，倒入 3000 毫升的清水，煎煮至水剩一半时，代替茶来饮用，每天 1 剂。

有报道认为蒲公英可以治疗急性乳腺炎、淋巴结炎、瘰疬、疔毒疮肿、急性结膜炎、感冒发热、急性扁桃体炎、急性支气管炎、胃炎、肝炎、胆囊炎、尿路感染等。临床上，经常用蒲公英来防治下焦诸多湿热病。特别是膀胱湿热而致的带下病。到了春夏季节，蒲公英很容易找到，可以直接到野外采摘来用，也可以晒干之后备用。

常吃绿豆芽，清热解毒利尿路

天气逐渐变炎热之后，很多人发现自己的小便突然不怎么正常了，尿频、尿急、尿痛找上自己，正常的生活受到影响，苦恼不已。

现代医学将尿频、尿急、尿痛等一系列症状统称为尿路感染。从中医的角度上说，此病的病机是肾虚膀胱湿热，在急性期应当清利膀胱湿热，如果病情迁延而出现肾虚，清热的同时还要注意补肾培本。此病最开始和湿热有关，因此，平时要注意清利湿热，即可有效预防，绿豆芽就是不错的选择。

绿豆芽是绿豆经过浸泡后生发出的嫩芽，其可食部分是下胚轴，绿豆发芽的过程中，维生素 C 的含量会骤增，部分蛋白质会分解成人体所需的氨基酸，是绿豆原含量的七倍，因此绿豆芽的营养价值比绿豆高。

从中医的角度上说，绿豆芽性凉味甘，不但能清暑热、通经脉、解诸毒，还可补肾、利尿、消肿、滋阴壮阳、调五脏、美肌肤、利湿热、降血脂、软化血管等。绿豆芽入胃经和三焦经，擅长清热解毒、利尿醒酒，其祛痰火湿热的功效是非常好的。烹调绿豆芽的时候不要用太多的油，尽量保持其清淡性味。

1. 清炒绿豆芽

具体做法：取绿豆芽500克，洗净之后沥干水分；将锅置于火上，倒入适量植物油，放入绿豆芽快速翻炒至断生，调入少许盐，翻炒均匀即可。

此菜肴有清热利湿之功，适合尿路感染属膀胱湿热的患者服食，症见小便灼热不利或尿频涩痛。

2. 绿豆芽炒海蜇

具体做法：取绿豆芽300克，海蜇丝250克，胡萝卜50克。胡萝卜洗净后切成细丝；绿豆芽洗净；海蜇丝放到清水中浸泡除咸味；将锅置于火上，倒入适量清水烧沸，倒入海蜇丝烫一下，之后放到冷水中过凉；胡萝卜焯烫备用；将炒锅置于火上，倒入适量植物油，油热后爆香葱、蒜，倒入绿豆芽翻炒片刻，调入少许盐、糖继续翻炒至绿豆芽变软，放入海蜇丝、胡萝卜丝继续翻炒，调入鸡精，淋几滴香油即可。

此菜肴有清暑热、通经脉、解诸毒之功，还可调五脏、美肌肤、利湿热，非常适合湿热郁滞、食少体倦、热病烦渴、大便秘结、小便不利、目赤肿痛、口鼻生疮等患者食用。

绿豆芽虽好，但并非适合所有的人食用，阳虚、脾胃虚寒、泄泻者均慎食绿豆芽。

按摩肾经补元气，阻挡外邪不入侵

肾为先天之本，关乎一个人一生的幸福，想要拥有高质量的生活，首先要做的就是强壮自己的肾脏。肾脏包含着生命之原动力，为生殖力之源泉，而肾经为养生过程中的重点保健经络。

从现代医学的角度上说，肾脏掌管调节人体中的水液代谢过程，同时将人体中的多余水分和代谢废物通过膀胱排出体外。养肾的过程中可以结合肾经上的穴位全面养护肾气，不仅能除湿热，还可以抵制各类肾和肾经疾病。

肾经在人体之中的位置：肾经从脚小趾小边起，斜向脚底心的涌泉穴，出于舟骨粗隆下的然谷穴、照海穴、水泉穴，沿着内踝后的太溪穴，分支进入到脚跟中的大钟穴，向上向小腿内侧的复溜穴、交信穴，会三阴交穴，出窝内侧的筑宾穴、阴谷穴，上腿内后侧通过脊柱的长强穴属肾，终于膀胱的肓俞穴、中注穴、四满穴、气穴、大赫穴、横骨穴，会关元穴、中极穴。

直行脉：由肾向上至商曲穴、石关穴、阴都穴、通谷穴、幽门穴，通过肝、膈，进入肺中的步廊穴、神封穴、灵墟穴、神藏穴、彧中、俞府，沿着喉咙，夹舌根旁的通廉泉穴。

它的支脉：由肺而出，络在心，流注在胸内，接手厥阴心包经。

刚开始循经按摩的时候可以参照经络图，等到熟悉经络的位置之后即可轻松进行按摩的过程。

肾经按摩的最佳时间是酉时，即 17:00 ~ 19:00，此时肾经当令，按摩肾经能够为人体增补元气。我们的五脏六腑均由元气生出来。因此，肾经当令的时候进行按摩能够补充人体所需之肾气，这样人体不仅不容易受外邪的打扰，还能够促进身体健康。每次循经按摩 3 ~ 6 遍，用掌推，同时在每个肾经穴位上稍微按摩。

从现代医学的角度上说，肾脏掌管着水分的调节，而且能将身体中多余的水分、代谢废物从膀胱排出体外，但是从中医的角度上说，肾脏包含着生命原动力，为生殖力之源泉。不过肾脏功能会随着年龄的增长逐渐变弱。

肾脏上一共有 27 个穴位，每个穴位都是养生之要穴，可以根据自身状况选择适当的穴位，坚持有针对性地进行按摩，对肾脏健康大有裨益。

06 轻净肠：湿热毒肠泄不畅，宣通肠道便正常

定时排便，大肠不易生湿热

排便其实是有特定时间的，有的人习惯在早晨排便，有的人习惯在中午排便，而有的人习惯在晚上排便……

我们应该在特定的时间排便。儿子小的时候，我就开始训练他每天早晨起床后定时排便，并告诉他这样做可以及时清除体内的垃圾，对身体健康大有益处，所以儿子的身体一直都非常健康。

想要避免湿热停留于体内，只有及时地将大便排出体外，才能避免大便变成湿热的源头，也不会由于肠内有湿而让湿热侵袭人体或大肠，诱发各种危急的病症。由此我们不难推断，想要避免湿热伤身，定时排便是必须的。那么定时排便要从哪几方面着手呢？

1. 养成每天定时排一次大便的习惯

最佳的排便时间是每天早饭之后，因为这时食物进入胃中可以引起“胃—结肠反应”，促进胃肠蠕动，出现大蠕动波，有利于排便反射的发

生。而且此时大肠经当令。

2. 每天早晨起床后空腹喝一杯温开水

起床之后，可以喝上一杯温开水或蜂蜜水，利于刺激胃肠蠕动，促进排便，而且可以增加肠道里面的水分，预防粪便干燥诱发便秘等。

3. 清晨起床后即使没有便意也要如厕

最开始可能很多人并不习惯早晨起床后上厕所，而且在这个时候并没有便意，其实，即使没有便意也应当如厕，这是结肠道重新调整规律的机会。并且，排便动作本身是种反射性活动，因此能建立条件反射，只要坚持定时排便一段时间，就能逐渐建立起排便的条件反射，之后每天到了这个时间点都会有便意。

4. 排便时要集中精力

排便的过程中要养成集中精力的好习惯，尽量避免在排便的过程中听音乐、看报纸、玩游戏等，还要注意将大便排净。

5. 不要强忍大便

不管是因为工作忙碌还是生活紧张，都不应该刻意地忽视便意。经常忽视便意或者强忍大便，粪便就会在该排出的时间不排出，在肠道中长时间滞留，变得干燥，导致便秘，长时间如此，直肠感受粪便的能力就会下降，诱发直肠性便秘。如果你觉得早晨排便实在不适合你，选择在中午或晚上排便也是可以的，重点是要定时排便。

6. 避免依赖药物通便

很多患者排便不顺利的时候就会服用泻药，有的女性在减肥的时候也会用泻药，每天这么用泻药强制自己的肠道排便，久而久之，身体便生出病来，不仅干扰了肠道正常的吸收功能，而且出现了顽固性便秘，到最后发展成大小便失禁，可以说是苦不堪言。

7. 按摩腹部

每天应当安排一定的时间按摩腹部，有助于促进粪便的排出。不过刚吃完饭是不宜按摩腹部的，最佳的按摩时间是饭后一小时，有助于促进胃肠蠕动，利于食物的消化和吸收。

双苓木棉花茶，祛除小肠湿热毒

小肠实热证是一种小肠里热炽盛表现出的证候，主要为心热下移于小肠导致的。主要临床表现包括：心烦口渴，口舌生疮，小便赤涩，尿道灼痛，尿血，舌红苔黄，脉数。

心火内盛，热扰心神就会心烦，热灼津液就会口渴，心火上炎就会口舌生疮，而心和小肠互为表里，心火过盛就会随经络下移至小肠，小肠能分清泌浊，让水液入膀胱，这样一来就会出现小便赤涩，尿道灼痛等症；若热盛灼伤阳络，就会表现出尿血，舌红苔黄，脉数里热之象。在这些症状之中，最常见的就是尿道感染。

尿道感染是女性的常见病、多发病，特别是在高温潮湿的天气，女性的私密处汗液蒸发不畅，长时间处在潮湿的状态，各种致病菌就会大量滋生，诱发感染。中医将尿道感染列在“癃闭”“淋证”的范畴，主要症状为腰痛、尿频、尿急、尿痛等，中医认为此病主要为湿热下注导致的。

前段时间有位30岁出头的女士来诊所看病，她告诉我，自己每次和丈夫同房之后都会出现阴部瘙痒、带下量多、小腹疼痛、尿频尿痛等症，去医院一检查发现自己患上了尿道感染，她觉得既然是尿道感染，自己就要注意阴部卫生，从那之后就有了洁癖，而且从那之后，每次同房她都会有压力，影响了夫妻之间的感情，她很愁闷，不知道该怎么办才好。

我告诉她，尿道感染可能与洗涤用具不洁，或摄生不慎，湿热毒邪，侵犯下焦等有关。湿热天气也可能导致疾病的发生；多疑、生闷气，气郁化火都可能诱发此病。我给她推荐了一款茶——双苓木棉花茶，嘱咐她回去之后冲泡来喝，能有效缓解她所出现的症状。

双苓木棉花茶的具体做法：取猪苓、茯苓、木棉花各15克，蜜枣2个。将猪苓、茯苓、木棉花分别洗净之后和蜜枣一同放到锅内，倒入适量清水，开大火煮沸之后转成中火继续熬煮10分钟，过滤取汁，晾凉之后代替茶来饮用。

尿道感染的根本诱因是湿热，不管是火热之邪内侵、七情郁结化火，还是饮食不节化热生火，均会导致实热内炽。湿热蕴结到小肠，就会影响其分清泌浊之功，诱发小便不利；心和小肠互为表里，会表现出口舌生疮等症；小肠和膀胱有着密切关系，小肠湿热移至膀胱，膀胱的气化功能就会受影响，进而导致小便不利。上方之中的茯苓和猪苓都是利水渗湿的常用药，和有祛湿之功的木棉花配伍，即可清热利湿。

小肠实热被清除出去之后，小肠功能就会变好，其泌别清浊之功就会变得顺畅，营养精华即可被吸收，糟粕垃圾顺利被排出去，人体内正常的新陈代谢即可保持正常，身体才能恢复到健康状况。

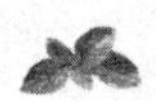

常喝红豆汤，祛除湿热又养生

红豆有健脾止泻，利水消肿之功，能治疗水肿、脚气、黄疸、泻痢、便血、痈肿等症。《本经》之中说其“主下水，排痈肿脓血”。《日华子本草》之中有云：“赤豆粉，治烦，解热毒，排脓，补血脉。”《本草再新》之中说红豆可“清热和血，利水通经，宽肠理气”。

前一阵子，有位患者来诊所看病，他告诉我，自己上个星期被派到南方出差，去了还没一个星期就开始肚子疼，急匆匆赶了回来。我诊断出他出现的是小肠湿热腹痛。但是我并没有给他开药，而是嘱咐他回去之后熬点红豆汤喝。

红豆汤的具体制作方法：红豆 50 克，将红豆放到清水中浸泡一夜，第二天早上醒来之后放入锅中，倒入 2000 毫升清水熬煮至红豆开花即可，盖好盖闷着，可随时饮用。

红小豆有非常好的养心功效，心和小肠互为表里，二者相辅相成，心养好了，肠的受盛、泌别、主液等功能即可维持正常，小肠的正气不虚，即可避免招致湿热等外邪。

而且，红小豆归心经和小肠经，除了能从养心的角度间接地养护小肠，还有补中益气之功。小肠有疾，特别是烦满、胀痛，受湿热之邪侵袭，找红小豆就对了。

防止小肠湿热，或者处在湿热的环境之中，或者摄入过量的肥甘厚味之品，都可以通过喝红小豆汤来保健身体。

当时正值暑热季节，他的出差地是武汉，处在湿热的环境中喝点红豆汤是非常有益的。连续喝了三天之后，患者打电话来告诉我说症状已经痊愈，我嘱咐他坚持喝下去，有助于预防湿热再度侵袭他的身体。

二黄汤，清除湿热止腹泻

腹泻是一种常见症状，通常情况下，人在吃了生冷、过期、变质的食物后会出现腹泻，对于此类腹泻，通常会通过止泻药来治疗，但是有的时候，止泻药却并不能达到我们想要的效果。

几个月前，一位女士来诊所看病，她告诉我说，自己腹泻了很多次，每次都吃止泻药，不过腹泻没停多久又会发生，自己平时在饮食上很注意，可为什么还是会发生腹泻呢?

患者告诉我说，自己的大便泻而不爽、肛门处有灼热感，我告诉她，她的腹泻为湿热导致的，仅仅止泻是不能从根本上解决问题的，必须将肠道内的湿热之毒清除干净才可达到根治的目的，否则病情就会反复发作。

湿热型腹泻好发于夏秋季节，主要为外界湿热之毒入侵胃肠、郁结在中焦之中，若湿热在内郁蒸，胃肠里面的气血就会紊乱，胃肠的传导之功就会失常，进而腹泻。那么要怎么判断自己出现的腹泻是否为肠道湿热引

发的呢？

通常情况下，湿热型腹泻的患者会伴随着舌红、舌苔黄腻、小便短赤等症，我给她推荐了二黄汤，嘱咐她回去之后按方服药。

二黄汤的具体做法：取黄芩、黄连、甘草各50克。将黄芩、黄连、甘草一同研成粗末，每次取9克，或放到药锅内，倒入300毫升清水，开大火烧沸后转成小火煎煮至水减半，取其汁。每天两次，至腹泻停止时停服。

此方之中的黄连和黄芩都为苦寒之品，能清热燥湿、泻火解毒，不管是肠胃湿热导致的呕吐、腹痛还是腹泻、痢疾，都可通过服用此方来治疗。甘草可补中益气、清热解毒、缓急止痛、调和药性，在健脾和胃方面有着重要作用。

还可以用上述材料泡茶来喝，或者直接和大米一同熬粥，做成二黄粥。二黄粥的具体做法：取黄芩、黄连、甘草各50克，一同研成粉后装入罐内；取100克大米，淘洗干净之后放到锅内，倒入适量清水，开大火烧沸后转成小火，放入20克打好的药粉，搅拌均匀后熬煮成粥，分成两次服下。

但是提醒大家注意一点，若是所出现的腹泻并非湿热导致的，不能乱用二黄汤、二黄茶或二黄粥，患上湿热型腹泻之后，通过药物治疗的同时还要注意吃些流食，如牛奶、果蔬汁等，进而补充身体中所缺失的水分。疾病康复之后，饮食也要由稀到稠，从软到硬，有规律地饮食，进而确保脾胃和肠道的健康。

二苓粥，整肠润肠治便秘

便秘是一种被大众熟知的症状，几乎每个人都出现过便秘症状，只是有的仅仅是被困扰几天，不用吃药就能自愈；而有的却被便秘困扰良久，服药都不能排个痛快。其实，不管是什么原因导致的便秘，归根结底都是和大肠有关的。

生活中，很多人出现的便秘都是湿热型便秘，这种便秘治疗起来很困难，治疗时应当从除湿除热、健脾养胃、整肠润肠等方面着手。

前段时间，有个朋友打电话告诉我说自己上大学的女儿李佳这两年被便秘、腹泻折腾得苦不堪言，脸上长了很多痘痘，后来仔细询问才知道，李佳所读的大学在湖南，换了地理环境，饮食也有差异，湖南的菜肴以辣味为主，很多菜肴甚至一半多的配料都是辣椒，在湖南待了一段时间之后，李佳也喜欢上了这辣味，虽然爱吃，可这身体三天两头的不舒服。

后来我让朋友趁着假期带着李佳来诊所一趟，对李佳进行了一番检查和询问，发现她出现的症状和大肠湿热有关。因此，除了要注意补益身体，还应当用一些能够祛除大肠湿热的方剂，这样便秘就能得到缓解。

正气充足的人即使吃了不当的食物或遭受外邪外患，也不容易患病，因此，对于李佳出现的病症，当务之急还是补足正气。我给她开了能够补正气的药方，之后嘱咐她要规律生活，清淡饮食，即使每天都在外面吃，

点菜的时候也可以告诉厨师别放辣椒。保持良好的情绪，多吃些富含膳食纤维的新鲜果蔬。除此之后，我还给她推荐了一款二苓粥，有防治大肠湿热的功效，治疗湿热便秘的效果非常不错。

二苓粥的具体做法：茯苓、猪苓各15克，薏米20克。将上述食材一同放到干净的砂锅内，煲至薏米开花即可。

此方之中的薏米有除湿热之功。而且薏米中富含膳食纤维，有促进排便之功；茯苓性味甘淡平，入心、肺、脾经，有渗湿利水、健脾和胃之功，而且能治疗湿热便秘，湿热消失，便秘症状自然得到缓解；猪苓味甘淡，性平，归肾经和膀胱经，有利水渗湿之功，能够治疗小便不利，水肿，泄泻，淋浊，带下等症，为解热除湿之佳品。三种食材搭配在一起，即可除三焦之湿热，健脾胃，整肠，促进通便。

不过要提醒大家注意一点，并非所有的便秘患者都适合服食此药膳，如果并非湿热而致的便秘，服此药膳作用不大，应及时到医院咨询医生，对症用药。

马齿苋绿豆汤，平复湿邪止痢疾

大肠湿热证是指湿热侵袭大肠表现出的证候。主要为外感湿热之邪，或因饮食不节等因素导致的。

大肠湿热导致的痢疾主要发生在夏秋季节，为湿热之邪内伤脾胃，使得脾失健运，胃失消导，更挟积滞酝酿肠道导致的，属中医肠辟、滞下范畴。湿热侵袭大肠会表现出里急后重，或大便脓血，肛门灼热，小便短赤等。

前段时间有个餐馆的服务员来诊所看病，由于工作繁重，饮食无忌，也没有固定的吃饭时间，再加上暑热太重，便出现了腹泻，第二天之后虽然腹泻止住了，但是肚子还是很疼，于是来我这里就诊。

患者告诉我，他自从那天腹泻之后不思饮食，小便短赤，里急后重，舌苔黄腻，脉滑数，是典型的湿热之象，主要为饮食不节不洁，损伤肠胃，湿热之邪乘虚而入导致的。

我给他开了两剂药，嘱咐他回去之后按方服药，过两天再来复诊，第三天患者复诊的时候腹痛已经消失。把脉后我又给他开了3剂药，同时嘱咐他回去之后熬些马齿苋绿豆汤来喝。

具体做法：取干马齿苋、绿豆各60克，洗净后一同放入锅中，倒入适量清水，开大火煮沸5分钟后转成小火继续煮半小时左右，过滤留汁，分次服下，每天服1～2次，连服3天。

马齿苋有清热利湿、解毒消肿、消炎、止渴、利尿等功效，和有清热解毒之功的绿豆同用，能起到非常不错的清热利湿之功，非常适合湿热泄泻或热毒血痢的患者服用。

从中医的角度上说，痢疾的发生主要为外受湿热、疫毒之气，内伤饮食生冷，伤及脾胃和脏腑导致的，治疗时应当注意辨证施治，或是通过药膳进行调理。

出现痢疾的时候，除了按照医嘱服药，通过药膳调理之外，还应当注意合理膳食，尽量吃些软烂的、容易消化的食物，喝些果蔬汁、淡盐开水，必要的话可以禁食一天。生冷油腻、辛辣刺激之品都不能吃了，以减轻胃肠负担，防止刺激胃肠。治疗加护理，痢疾即可早日痊愈。

按摩小肠经，补养小肠正气

曾经有位女士到我这里来看病，她告诉我，自己最近一段时间的大小便莫名其妙地开始不正常，经常腹泻，小便短少而色黄，我对她进行了一番诊治，发现她病在小肠，是脾胃虚弱，湿热犯中焦，导致小肠的泌别清浊功能受到影响。

我给她开了些有健脾整肠、除湿热的汤药，同时嘱咐她回去之后规律自己的饮食，注意清淡饮食，配合小肠经的按摩，养护好小肠，疾病就能很快痊愈。

手太阳小肠经的具体位置：起于手小指侧端，沿着手掌尺侧缘上行，出尺骨茎突，沿着臂后边尺侧直上，由尺骨鹰嘴上臂后内侧出行至肩关节后，绕肩胛，在大锤处（后颈部椎骨隆起处）和督脉相会。之后前进到锁骨上窝，深入到体腔，联络心脏，沿着食道下行，穿膈肌，到胃部，入属小肠。其分支由锁骨上窝沿着颈上面颊至外眼角，之后折回耳中。另外一个分支由面颊部分出，经过眶下，达到鼻根部内眼角，之后斜行至颧部。脉气由此和足太阳膀胱经相接。

最开始循经按摩的时候可以参照经络图，但是经过一段时间的按摩之后，我们就会熟悉经络的循行。按摩小肠经的最佳时间是末时，也就是13:00，此时小肠经当令。这个时间内小肠经的气血最为充足，进行按摩有利于养生。

每次按摩小肠经3～6遍，主要采取掌推的方法，同时在每个小肠经穴位上稍微按揉即可。

按摩小肠经能促进消化吸收，补养小肠正气，利于小肠的养护。小肠主吸收，其功能是吸收被脾胃腐熟后的食物精华，之后将其分配给各个脏器。这个阶段进行按摩还能促进午餐的消化，培养正气。在这个时间段进行按摩还能振奋精神，疏通经络，畅通气血，非常适合消化功能不好的人。此外，这个时候按摩小肠经还能改善小肠功能，缓解老年人消化吸收能力差的问题。

这种方法也非常适合长期使用电脑或伏案工作的朋友，因为此类人很容易出现脖子、肩膀酸痛，胳膊沉重无力状况，经过一番按摩即可缓解上述症状，有助于下午的工作顺利进行。

按摩大肠经，防治肠病御外邪

大肠被湿热困扰之后，肠道中的毒素就会有所残留，通过血液循环的过程郁滞在皮肤表面，导致你的皮肤生出痘痘和色斑。

对于大肠湿热的患者来说，想要祛除肠道中的湿热毒，平时应当注意规律自己饮食，可以每天早晨起床喝上半杯温开水，以清理肠胃，早餐时配合喝上一杯酸奶或牛奶。平时尽量避免吃油炸辛辣之品和生冷甜腻之

 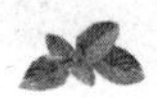

品，多吃些富含纤维素的食物，如西葫芦、糙米、芹菜、西红柿、红薯等，还要注意一点，不管是食物还是水，都应当以温热为主，做到这些，即可在一定程度上清除身体中的湿热，减少痘痘的出现。

除了要注意以上几点，还应当注意平时利用大肠经来养护大肠，避免湿热等外邪伤害身体，同时谨防痘痘的出现。

大肠经的位置：大肠经起于手指桡侧端的商阳穴，经过手背循行在上肢身侧前缘，上肩，至肩关节前缘，向后和督脉在大椎穴相会，之后向下行入锁骨上窝的缺盆穴，进入胸腔络肺，通过膈肌下行，入属大肠。其分支由锁骨上窝上行，经过颈部至面颊，入下齿中，回出夹口两旁，左右交叉在人中，至对侧鼻翼旁，经气在迎香穴和足阳明胃经相接。

刚开始按摩的时候可能难以准确掌握经络的具体位置，可以参照经络图来按摩，慢慢摸索，也可以咨询中医或保健医师帮忙按摩或者指导穴位位置、按摩方法等，即可轻松掌握经脉的走向。

按摩大肠经的最佳时间是早上 5:00 ~ 7:00，此时大肠经当令，最好起床排便，将体内的废物排泄出去，之后按摩大肠经。若起床之后无便意，可以先平躺在床上，循经按摩大肠经，之后喝一杯水，以利于排便。每次循经按摩 3 ~ 6 遍，用掌推，同时在每个大肠经穴上稍微按摩。

手阳明大肠经属阳明经，气血旺盛，能增强人体阳气，或将多余火气去掉。按摩大肠经能够很好地养护大肠，让大肠的正气更加充足，以免被湿热等外邪侵扰。此外，大肠经能治阳证、实证，发热病，和肺互为表里。大肠经能有效治疗皮肤病。

从中医的角度上说，肺和大肠互为表里，肺之浊气无法及时排出，就会通过大肠排泄，肺功能变弱，身体中的毒素就会瘀积在大肠之中，因此按摩大肠经能够很好地调节脸上起痘痘、身上起湿疹等问题。

养护好大肠经，即可改善五官疾患、皮肤病、咽喉病、热病、肠胃病、神志病以及循行于大肠经处所出现的其他病症。

不过提醒大家注意一点，经络按摩并不是一次两次就能见效的，需要长期坚持才可看出显著效果。学会了这种按摩方法，不仅能保健大肠，还能够防治大肠疾病，抵御外邪。

摇摇摆摆，刺激肠道排毒气

没事的时候我们可以通过左右摇摆身体来锻炼腹部，刺激腹腔脏腑，其实这个过程就相当于在按摩腹部，有助于提升脏腑功能，益气活血，平衡阴阳，还能刺激到肠道，促进排便排气排毒，避免湿热等外邪入侵体内，有益于人体健康。

此外，左右摇摆的过程中还可以促进人体新陈代谢的过程，让身体变得更加柔软，进而瘦身；让紧张的肌肉得到放松，同时让身体各部位的机能得到回复，均衡体态，保持年轻等。“左右摇摆”的具体做法如下。

上摆式：站立，双脚和肩同宽，吸气，双手向上举，双掌相对，之后双臂带动腰腹左右各摆动 16 下，此动作能够带动两腰、腹部、背部、大臂运动，利于按摩内养，有益于脏腑健康。

左摆式：恢复到站立状态，双脚和肩同宽，放下手臂，左转身体，右手向前拍动腰腹部，左手向后拍动腰背部。最好随惯性进行摆动，拍打身体的时候稍微用力，要能发出“啪啪”的响声。

右摆式：恢复站姿，双脚和肩同宽，放下手臂，右转身体左手向右前拍动腰背处，最好随惯性进行摆动，拍打身体的时候稍微用力，要能听到“啪啪”的响声。

左摆式要和右摆式联系起来做，左右分别做 16 下是一个回合。

前后摇摆式：吸气，将双手举过头顶，双掌向前，呼气弯腰，腿部要保持直立，腰要尽量向下弯，之后吸气，举起双手到头顶上，向后仰，再次呼气弯腰，吸气的时候身体直立往上仰，节奏要更快一些，重复此操作 16 次。

这个动作可以有效按摩人体的脏器，提升机体水平，不过要长期坚持才能看出效果。不仅能改善身体状况，祛除体内湿热，还能够完美你的身材。